メンタルケア・クリニック〈BEACON〉
モリー・カーメル【著】
森 由美【訳】

糖質制限を続ける技術

BREAKING UP WITH SUGAR

最新科学が導き出した
挫折しないプログラム

SB Creative

〈糖質制限プログラム〉

ダイエット卒業計画――軽いカラダで最高の人生

モリー・カーメル

　読者のあなたへ、心を込めてこの本を贈ります。私と一緒に、もう一度あなたらしい人生を始めてみませんか。私は、忍耐、勇気、希望を持って糖質制限に挑んできた方々のおかげで、この本を書くことができました。

　そして、私の師であり大切な友でもあるマーティー・ラーナー博士にも、この本を贈ります。博士は、食物依存症の治療で果敢に新境地を開拓してきた大先輩です。

This edition published by arrangement with Avery, an imprint of Penguin Publishing Group, a division of Penguin Random House LLC through Tuttle-Mori Agency, Inc., Tokyo

はじめに

糖質は人生全体を台無しにするほどの力を持っている……

人生で時間ほど重要なものはありません。やるべきことは今すぐ、思い切って挑戦すべきです。**私の仕事は、人生における最大の虐待者である「糖質」から、あなたが自由になる手助けをすることです。**

まず、あなた自身の人生を振り返って考えてみましょう。糖質はどれほどあなたの人生に割り込み、大切なものを奪ってきたでしょうか。痛み、恥、孤独、苦しみをもたらしてきたか、あなたがどれほど無力で孤独に感じてきたか、よく分かります。

なぜならそれは、私自身が長年感じてきたことと同じだからです。私は今、かつての自分のような人々を助けることに全力を尽くしています。このテーマに全身全霊で取り組み、あなたと食べ物との関係を改善して、ダイエットを卒業させる手助けをしたいと思います。

この本があなたに本当に必要かどうか確かめるために、これから質問をします。

- 3時のおやつに、クッキーに手を伸ばし、つい1パック全部食べてしまったことがある？
- 大きな容器のアイスクリームを食べ切るつもりなんてなかったのに、ふと気が付くと蓋《ふた》まできれいになめていたことがある？
- デザートは一口だけと誓っていたのに、もっと欲しくなってキッチン中を探しまわったことがある？
- 夜、甘いものが急に欲しくなって、買いに走ったことがある？
- 「標準」サイズのケーキを食べても、まだ満足できなかったことがある？
- 友人と夕食中、パンのおかわりのことを考えて気が散ってしまい、困ったことがある？
- ドカ食いした翌朝、胃のもたれと後悔と共に目覚めたことがある？
- 自分の体型や服装に不満で、人付き合いを避けたことがある？
- 自分がどれくらい糖質を摂っているかを隠したり、ウソをついたりしたことがある？
- クローゼットの中の衣類のサイズを、恥ずかしく思ったことがある？
- 持っている衣類がどれも合わなくなって、新しく買うはめになったことがある？
- 食生活のせいで、不眠症になったり、絶えず眠たくなったりしたことがある？
- 医師から糖尿病、インスリン抵抗性、肝機能障害といった問題の可能性を指摘されても、糖質の摂取量を減らせなかったことがある？

●あなたの体重、健康、食生活、糖分の摂り方について、大切な人と言い争いになったことがある？

以上の質問のうちで、あなたに当てはまるものはありましたか？　あなたはいつも、自分が糖質について守れるはずもない約束をしていると思いますか？　自分が誓っている以上の量の糖質を摂っていると思いますか？　糖質制限は難しいと思いますか？


あなたには、こんなふうに糖質が誘惑する声が聞こえますか？

「いつだっていい子にしているから、甘いものを食べる権利があるのよ」

「誰でも時々、おやつを食べる。あなただって、普通でいたいでしょ？」

「今日はお祝いよ！　みんな楽しんでいるんだから、場をしらけさせないで」

「もっと食べても大丈夫。誰にも分からない」

「今回だけ、特別ね」

「一口だけ。明日になったら、また元の習慣に戻ればいいの」

「せっかくのダイエットも台無しね。何を食べたって、今さら誰も気にしないわよ」

「糖質制限なんて無駄。これが、本当のあなたの姿なの」

だんだん誘惑の声が大胆で力強くなるにつれ、自分は弱気になっていきます。そこで、助けが必要なのです。

私は、摂食障害や１４５kgまで増えた肥満を乗り越えてきた

これから、あらゆる方法を使ってあなたを自由にします。人生にエネルギーを蓄えて、健康を増進することで、周りの人ともっと深くつながって、新しい挑戦がたくさんできるようになります。あなたには私がついています。

どうして私かって？　**私は、過食症や食物依存症の窮状《きゅうじょう》を熟知しています。なぜなら私も、かつてそれに苦しんでいたからです。**私の時には適切なサポートがまだ存在せず、助けを得られませんでした。

私は摂食障害や肥満と戦い、体重が１４５kgを越えたこともあります。解決策を見つけるのに何十年もかかり、でこぼこで泥だらけの悲惨な道のりでしたが、何とか最後に立ち直る方法を探りあて、自分に必要なサポートを作る方法を見つけました。

私は13歳のとき、コネチカット州の減量キャンプに参加しましたが、結局減った体重はすぐ

リバウンドしました。その後の私は、多くの学位を取得し、様々なトレーニングに参加し、論文を読んで、心理学・依存・栄養の伝統的な研究分野以外にも入っていきました。

2012年、私はニューヨークに自分のクリニック〈BEACON〉を開設しました。**何千人もの不健康や容姿に悩む人を診てきた**今、自信をもって提案できる方法を編み出しました。

まず私は、あなたと食との関係について話し合い、あなたが日常の中で安らぎや自由を感じられない原因に取り組みます。そしてあなたの大好きな糖質について、あらゆる真実をお伝えします。

科学的根拠をもとに何十年もかけて開発したメソッド

そして、**科学的に導かれた糖質制限の方法を提案します。お腹がペコペコにならない、レストランや旅行やとっさの出来事にも対応できる、生活に適応した食事プランを用意します。良い結果を出すために規範となるガイドラインを提案します。継続のための最新のテクニックもたくさん伝授します**ので、やっかいな状況が起こり、せっかくの進歩を邪魔《じゃま》する時、あなたはもう糖質のほうを向く心配はありません。ドカ食いが始まった時の対処法、やるべきことは分かっていてもやりたくない時の対処法などもあります。

本当に難しいのは、糖質制限を続けること。そのためには、もうひとつの関係を解消しなければなりません。それは意外かもしれませんが、**ダイエットを卒業すること**です。そうすれば、**あなたと食べ物との関係は完全に修復されます。**やっかいな誘惑や状況の中でも気持ちがぐらつかない方法を学べば、難しい状況になるたびに大混乱が起こる現在のパターンを打ち破ることができます。

何千人も成功させた、再現性が極めて高い糖質制限

糖質制限を簡単にやめたり、糖質摂取に逆戻りしたりしない方法も提案します。食べ物との新しく美しい関係を作るための秘訣は、愛情と忍耐を持って接することです。それは、人生で価値のある他のことをする場合と、全く同じ。

あるデータによると、**変化が定着するかどうかは自分の決意にかかっている**そうです。科学によれば、健康になりたい、幸福になりたいという内発的動機がある人や、目標を達成したいと自分自身で決心している人は、行動を改めることができる確率が高いそうです。

つまり、糖質制限とそれでもたらされる新しい人生は、完ぺきにあなた自身がけん引してこ

そ実現するのです。この本を読み終わる頃には、あなたはきっと、食べ物とあなた自身との唯一無二の素晴らしい関係を築いて、クッキーやケーキやキャンディーより甘美で魅力的な人生のロードマップを作っているはずです。

そんなふうに自由になることが、本当に可能なのです。**私自身も自由になって、何千人もの人が糖質制限に成功するのをこの目で見ました。彼らが大成功しているので、きっとあなたにもできるはず**です。

あなたはこれから築く新しい関係によって、食べ物に関する新しい安らぎを体験できます。食事をする時は食べることに集中しますが、ほとんどの場合は人生においてもっと刺激的なことに集中するでしょう。力を持っているのはあなたで、糖質への欲求ではありません。服のサイズが変わらないので、衣類がカラダに合うかどうかとか、お尻の縫《ぬ》い目がはじけるんじゃないかなどと、これからは心配する必要もありません。

さあ、今こそ真にあなたらしい人生を生きる時です。

※糖尿病などで血糖値コントロールをかなり徹底させたい人には、本書では推奨している玄米、バナナ、サツマイモなども控えたほうが良い場合もあります。主治医と相談してください。

目次

第2章 シンプルながら効果は絶大！〈断糖宣言〉を今すぐしよう。

第3章 科学的に検証すれば、糖質の危険性はいっそう明らかになる。

第4章

第5章

第2部 糖質制限、これが最強のプログラム！

第6章 糖質制限を確実に継続させる7つの宣言。……089

第7章

調理は簡単！ 食べていいものは意外に多い！ いいこと尽くめの食事プラン。 ……115

第8章 糖質の誘惑を撃退するのは実は簡単。

第9章

応急処置が可能な〈緊急用テクニック〉と予防策となる〈長期用テクニック〉で糖質を撃退！

第3部 続けるのが困難になっても大丈夫！

第10章 糖質への絶縁状。

第11章

糖質制限開始後の混乱期を乗り越える方法。 ……177

第12章

糖質制限に大事なのは目標よりも、それをする理由。 ……189

第4部 明るい未来を作るために……。

第13章 完ぺき主義が糖質制限を妨げる。

第14章

糖質制限したければダイエットなんてするな!?

第15章

糖質制限のプログラムは永久に続けなくてもよい。

第16章 糖質制限のプログラムを、自分に最も合うようにカスタマイズする。

第1部

知っているようで
知らない。
糖質の真の恐ろしさ……

第1章

なぜ糖質制限が最高の健康法なのか？

糖質が私のカラダも心も、完全にボロボロにした

かつての私は、糖質依存症でした。

3歳の誕生日を迎える数週間前、父は自動車事故で悲劇的な死を遂げました。1年くらいしてその寂しさを感じるようになると、私は甘いもののとりこになりました。今思えば、それが私の糖質依存症の始まりです。甘いものは私のよりどころでした。自分の心をなだめ、寂しさを紛《まぎ》らわせ、受け入れられていると感じるためです。

家族と遊園地に行った時、私は乗り物やゲームには興味がなくて、綿菓子やドーナツに夢中でした。甘いものへの執着は自分でも手に負えなくなり、体重が急増しました。

7歳の時、母は私を有名な病院の栄養教室に連れていきました。1人分の「適度」な食事量について学び、肥満の問題を理解するための塗り絵の本をもらいました。けれどその年齢ですでに、私は「適度」などという考え方は自分には無理だと分かっていました。食べ物に対して、「まだ足りない」か「あとどれくらいもらえる？」という思いしかなかったのです。

私は**頭を働かせて、甘いものを入手する方法を学びました。**学校の昼食時間に友だちと食べ

物を交換する、母が見ていない時に家の棚からこっそりおやつをくすねる、家族の上着のポケットからお金を取って学校でクッキーやキャンディーを買う、などです。ダイエットの会の日記にウソを書きはじめ、やがて完全に書くことすらやめました。ミーティングの前に仮病を使ったり、体重測定日だと分かると遊びの約束を入れたりしたものです。

14歳まで、私は毎年夏休みの減量キャンプに入れられていました。悲しいことに私は心の底で、もし成功しても家に帰ったらまた落とした分の体重を戻してしまうことが分かっていて、実際そうなりました。

高校時代は、ダイエットの会のミーティングに出て、帰り道にレストランで暴食。市販の痩《や》せ薬を買い、カップケーキやミルクシェイクと一緒に飲むなんてこともしてました。

栄養士たちと、守れもしない約束をする。鍼治療《はりちりょう》を試す。アトキンス・ダイエット（低炭水化物ダイエット）を試してみる。セレブ栄養士スーザン・パウダーお勧めの低脂肪食を食べる。スリムファースト社のシェイクを飲む。ジェニー・クレイグやニュートリシステムのダイエット食品を注文する。ダイエットをしても、結局は山盛りのスパゲッティやクッキーを食べてリバウンド。私は糖質の奴隷《どれい》でした。

高3までに、体重は100kgを越えていました。近所にプロム（高校生活の最後に開かれるフォーマルなダンスパーティー）のための特大サイズのドレスを扱う店がなかったので、私はカタログで3Lサイズのドレスを取り寄せました。

それでも、**自分の問題が糖質依存症だなんて思いもしませんでした。**何度となく希望に満ちて、新しいダイエットのプログラムを試しました。しかし、そういったダイエットには、私の糖質への依存的関係や、糖質による支配を打ち破る力は全くなかったのです。

最終的に私とダイエットの関係は、私と糖質の関係と同じような依存的なものになりました。約束された効果、手っ取り早い解決策、目標体重、ビフォーアフター写真などに夢中になりました。ダイエットのCMに出るような子になろうと必死でした。

でも**皮肉なことに、ダイエットを始めた時よりいっそう惨《みじ》めに太っていきました。さらに悪いことに、深い自己嫌悪に陥り、きっと自分はどこかおかしいと思うようになったのです。**

私は大学に入ると猛烈な勢いでエアロビクスをやって、認定講師の資格を取りました。大学時代は、低脂肪食とカロリー計算、ワークアウト、日に2〜3回のエアロビクスの講師業に明け暮れました。毎日夜明けと共に目覚めてワークアウトをして、サラダにお酢だけかけて食べて、リバウンドにおびえながら、何とか体重を維持していました。けれど、ノンファットのフローズンヨーグルトにハマって毎日大量に食べるようになり、結局リバウンドするはめになりました。

筋トレの最中も居眠りするようになりました。糖質がまた主導権を握りはじめ、ひとりで家にいると食欲は手に負えないほどになりました。だんだん服も入らなくなってきて、**体重増加のせいで私はエアロビクス教室の講師をクビになりました。**教室には、私の体型やクラスの運営能力についてのクレームが殺到していたのです！

それから大学院に入ったものの落ちこぼれの状態で、いつのまにか**体重は145kgを越えました。**

そしてついに**糖質依存症は、深刻な医学上の問題を引き起こします。**ひどい片頭痛、逆流性食道炎、皮膚炎《ひふえん》、激しい疲労や関節痛……。

私は病的な肥満を体験した人にしか分からない皮膚のすれ、耐えられない腰痛、悪臭などの弊害に苦しみました。飛行機の座席、エレベーター、レストランのボックス席、遊園地の乗り物など、色々な所にカラダが収まらなくて大恥をかくのが、日常のことになりました。

次第に私は人を避けるようになりました。映画にもコンサートにも行きません。いつも疲れていたし、座席にカラダが入らないかもしれないと思うと怖かったのです。自意識過剰で、人々が私の体重をからかうのではないかと心配でした。友人どころか、祖父母にも会いたくなくなりました。

こんなどん底を紛らわせてくれるのが、また糖質だったのです。私は知らないうちに、依存と虐待《ぎゃくたい》の悪循環に陥っていたのです。

「低脂肪食」「カロリー制限」「エクササイズ」は役に立たない

私は多くの精神分析医やセラピストに会い、本を読み、鍼師《はりし》やヒンズー教の僧院や病院にも行きました。様々な向精神薬を飲みました。私は自分には意志の力がなくて負け犬でかわいくないので、死ぬまでデブなのだと思い込んでいました。

2000年に、私は胃バイパス手術（病的肥満の解消のために、胃を上部の小さな袋と下部の大きな袋に分け、さらに小腸のルートを変更して消化吸収を阻害する手術）を受けました。けれど、いくらか減量したものの、手術から2年も経たないうちに体重は元どおりになってしまいました。

この胃バイパス手術が失敗だとはっきりした後、私は真剣に自分のための解決策を探し始めました。同時に、**自分と同じような肥満に苦しむ人々を救うセラピストになるための専門的な勉強を始めました。**

幅広い専門的なトレーニングを受けて、25歳の時にカリフォルニア州で青年期の肥満の健康的な回復を目指す全寮制の学校での仕事を始めました。自分が得ることができなかった理想的な方法で、子どもたちを助けたいと思っていました。

そのプログラムは、「低脂肪食」「カロリー制限」「エクササイズ」に重点的に取り組むものでした。現在の私には、そうしたやり方が持続的な解決策として役に立たないことが分かっています。けれど、その後何年もの間、私は同様のプログラムをいくつか運営し、自分自身が低脂肪食の恩恵を証明する手本として生きていました。

私はしばらく、体型を何とかキープしていました。自分が運営するプログラムで管理された食べ物を摂って、厳しい筋トレを続けました。でも、これこそ**過食症の人の特徴ですが、もし食べ過ぎたら激しいエクササイズで食べ過ぎた分を帳消しにしようとしていただけ**なのです。常にリバウンドの不安の中で生きていました。

次に私はニューヨークに移り、新しい「減量」と「肥満予防」のためのプログラムの運営を任されました。ただ、カリフォルニアで生活の一部になっていた管理された食事や定期的なエクササイズがなくなったことで、25kgも太ってしまいました。

しかも、同様のことが多くの私が糖質制限を指導する人たちに起こっているのを目撃しました。私が低脂肪食でカウンセリングしていた人たちの多くが、本物の成功を手に入れているとは言えない状態でした。彼女たちはジャム、ノンファットのグミ、ブラウニー、シリアル、プレッツエルなどをいっぱい食べていました。全部、当時のプログラムで「合法」な低脂肪食ですが、**今なら考えられないくらい糖質だらけの食品ばかり**です。彼女たちは私と同じように、いったん食べはじめると、やめることができませんでした。**私がトレーニングを受けてきたノウハウに従っているのに、惨めに失敗していました。**

私は、いよいよ自分には専門的な助けが必要だと自覚しました。ためらいながらも、摂食障害に苦しむ人のための集まりに出席するようになりました。

同じ頃、エイミーという女性と親しくなりました。彼女のライフスタイルは、**砂糖や小麦粉を食べないという、とてもシンプルなもの**でした。エイミーの話は科学的で、彼女が砂糖と小麦粉の両方に中毒だという話も説得力がありました。

またその頃、私の兄弟のマイキーと友人のジョージが、流行の**パレオダイエット**（旧石器時代の野草と野生動物を中心とした食生活を真似ることをコンセプトとしたダイエット）を始めました。ふたりも、長い間、肥満に苦しんでいました。私は彼らのなかなかの成果を見て、自分も1週間だけ試してみることにしました。

すると、**ものすごいデトックス（体内に溜まった有害な毒物を排出させること）を経験しました。**興奮、発汗、極度の疲労、異常な食欲です。私は依存症の専門知識があるので、これは**ただ新しいダイエットを始めたからではないとすぐに分かりました。**

そこで私はリサーチを始めて、ロバート・ラスティグ医師の2009年の有名な講演、『Sugar: The Bitter Truth（砂糖——受け入れがたい真実）』に巡り合いました。この発表の動画が大きな話題になり、**アメリカの医学界は「砂糖依存症（糖質依存症）」を診断可能な深刻な病気としてとらえはじめました。**そして私も、とうとう自分が糖質依存症だとはっきり認めるようになりました。

何をしてもダメだった多くの人を糖質制限が救った

もし30年近く続いた糖質との依存的関係を離れることができたら、食べ物と体重と私の関係は、きっと愛に満ちて安定したものになり、健康的な体重が保たれるだろうと私は思いました。それ以来、砂糖をはじめ糖質も控えるようにしています。

糖質制限していることを周囲に話すようになったので、自分の言葉に責任を感じて糖質の誘惑に乗りにくくなりました。最初はよく、「今日、私は糖質を摂らない！」と自分に言い聞かせていました。少しずつ、1日が10日になり、60日になっていきました。今までの人生でずっと私を苦しめてきた、減量、肥満、強い食欲、糖質への願望が、こんなふうに穏やかに実現するなんて、私はただただ驚くばかりでした。

私は、マンハッタンの自分のクリニック〈BEACON〉に、糖質制限のコンセプトを導入しなければならないと思いました。

一方で、摂食障害や過食のコミュニティーの多くでは、あらゆることにおいて**「適度」と「直感的摂食（自分の感情ではなく感覚に耳を傾ける食べ方）」という考え方**を大切にしています。人は自分のカラダの飢えと満腹の合図を聞いて、体重を落とすことなど考えないで心にバランスと落ち着きを持てば、砂糖などトリガー（引き金）となる食べ物を正常に食べることができると信じられています。一定の人々にはこの考え方が有効かもしれませんが、**私が面倒を見た人たちや私自身には全く効果がありませんでした。**

依存症の治療経験がある同僚、特に栄養士を探していましたが、難航していました。調査の過程で、マーティー・ラーナー博士と彼がフロリダ州で運営する摂食障害治療施設の〈マイルストーン・イン・リカバリー〉のスタッフに会いました。ここは、依存症として過食や摂食障害を治療する数少ない入院施設です。

この時初めて、私は栄養士のニッキー・グランツに出会い、やがて彼女に全幅の信頼を寄せるようになりました。ニッキーは、摂食障害治療の先駆者です。彼女も伝統的な食事療法や栄養学の方法を専門的に学んだものの、「適度」や「直感的摂食」にしっくりこないものを感じていました。

彼女は最先端の食に出会って、私が指導をする人たちの成果に驚きました。それ以来、糖質制限を助けるのが彼女の仕事になります。彼女は、私の〈66日間の糖質制限（※後に詳しく解説）〉のプラン作りにも協力してくれました。

私は糖質制限の考え方を〈ＢＥＡＣＯＮ〉に導入して、私が面倒を見る人が糖質依存症との戦いに勝つ方法をスタッフに指導しました。予想していたとおり、**低脂肪食をガツガツ食べていた私が指導をする人たちの大部分が、糖質への依存的関係から抜け出し、私が感じたのと同じ安らぎと解放感を感じてくれました。**

体験談

「私は糖質制限に成功しました」　ベン

僕は糖質制限をする前、何の希望もなかった。30歳で、ドカ食いのせいで死にかけていた。心もカラダもすべて破壊しつくす依存的関係に、降参していた。生きる値打ちもないと思っていた。仲のいい人たちと過ごす時間もだんだん減って、以前は楽しんでいた趣味や活動への熱意も失っていた。ほとんど毎晩暗い部屋にこもり、疲労困ぱいするまで食べた。僕は鏡で自分を見る時、自分のほんの一部しか見なかったし、憎しみしか感じなかった。

そんな時、僕はモリー（本書の著者）のプログラムを見つけた。モリーのプログラムの理論にはうなずけたので、そのとおりやってみた。

数週間のうちに、僕はもう長年感じたことがなかった期待感や目的意識を感じるようになった。家族や友人と過ごす時間を慈しむ心が戻ってきた。新しい人間関係まで築かれた。人生はどんどん良くなってきた。趣味にもまた情熱を持った。

食べることも、今までよりずっと楽しくなった！　ヘルシーな食事で1日が終わるからだ。

カラダの面では、僕は30kg以上減量した。鏡の中の自分を見ると、自由な男が僕を見つめ返しているようで気持ちも明るくなった。

第2章

シンプルながら効果は絶大！〈断糖宣言〉を今すぐしよう。

人にとって食べ物は、ただ食べる対象なだけではありません。とても個人的なものです。人は食べ物に愛着があり、楽しい時も苦しい時も食べ物に結びつける傾向があります。人と食べ物には、癒《いや》し、親しみ、自信、愛情をもたらす関係があると言ってもいいでしょう。

また、気付かないうちに苦しい依存的なものになりえる関係であるとも言えます。人は食べ物と過ごした良い時間に関心を払いがちなので、ある特定の食べ物をやめることは簡単ではありません。

そこで私は、あなたに宣言してもらう必要があります。

〈断糖宣言〉

「私は、糖質制限を諦めないで続けることを宣言します。楽しい時も苦しい時も、健やかなる時も病める時も、太り過ぎの時も理想の体重の時も、努力して続けます。新しい流行のダイエットにぐらつくことなく、簡単でスピーディーに見えるダイエットになびいたりしないことを宣言します。たとえ糖質が魅力的に思えても、糖質制限はやめません」

あなたと糖質の「関係」は長いゲームです。短距離走ではなく、マラソンです。ただ、糖質制限ができれば自由になれるので、今まで不可能だと思ったような形であなたの人生を解放してくれます。

糖質はあなたにひどい肉体と精神の痛みを与えましたが、同じくらい、癒し、安心感、慰《なぐさ》めもくれたのですから、別れを告げるのは酷かもしれません。大変な勇気と努力がいります。だからこそ、この本のこんな最初の段階で、〈断糖宣言〉をするのが大きな意味を持ちます。

注意したいのは、努力を続けるとは、決して完ぺきにやり続けることではなくて、むしろ逆です。努力を続けるとは、失敗したり横道にそれたりしながら、それでも糖質制限を続けるということです。そうすれば、体重は減りはじめ、食べ物との安らかな関係が生まれてきます。

第3章

科学的に検証すれば、
糖質の危険性は
いっそう明らかになる。

糖質は、とてもいい気分にしてくれます。無理に好きになろうとしなくても、甘いものは自然に赤ん坊時代からつながっているのです。ミルクを与えられた時から、あなたと糖質との複雑な関係が始まりました。

糖質のもたらす安心感は、ずっと昔の生存の問題にまでさかのぼります。当時は、狩猟採集の時代です。その頃の人間は、果物が安全かどうかを甘さによって判断していました。有毒で同時に甘いベリーなんて、ありませんから。それに、当時の人間はエネルギーを即座に必要としていました。糖質は、すべての栄養素の中で最も早く簡単に分解される栄養素です。先祖から伝わった糖質の心地良さや安全安心に加えて、普通、人は糖質を幸福や祝福、愛情と結びつけます。お誕生日にはケーキ、バレンタインデーにはチョコレートがお決まりになっています。

そんなわけで、甘いものが大好きなのは自然なこと。

問題は、あなたと糖質の関係が悪化してきたことです。どうしてこうなったのか、科学的に調べてみましょう。

糖質摂取とは、ゆるやかな自殺行為である

まずは、糖質がどれだけ恐ろしいものなのか、簡単に触れます。**糖質はあなたの美貌《びぼう》に影を落とします。体重の増加、お腹の脂肪、吹き出物、皮膚炎、シワ、皮膚の老化、虫歯、抜け毛などです。**

さらには、次のような被害も引き起こすことが。**炎症、片頭痛、不安神経症、頭のモヤモヤ、不眠症、視力低下、歯周病、心臓病、高コレステロール値、ぜんそく、免疫低下、腎《じん》障害、非アルコール性脂肪肝、膵臓《すいぞう》疲労、関節炎、骨粗しょう症、メタボリック症候群、そしてレプチン抵抗性**など。糖質が**がんの成長を促進させる危険性がある**という怖い調査結果もあります。**糖尿病**こそ忘れてはなりません。カラダの代謝より早く糖質を摂取すると、余った糖質は脂肪に変わり、体重増加や様々な健康問題が起きます。

糖質は、即時にあなたの命を奪うことはありませんが、ジワジワと大きなダメージを与えているのは間違いありません。**事態がゆっくりと進むからこそ、油断なりません。**ゆるやかに自殺をしているようなものです。

糖質との関係がおかしくなる原因

これは実は複雑な問題で、そんなに簡単な話ではありません。あなたと糖質の関係は、きっとたくさんの理由からおかしくなってしまったのです。

糖質自体の性質、あなたの周囲の状況、あなた自身の性質などです。こうした様々な条件が重なって、あなたと食べ物との正常な関係を破壊して、糖質への依存に火を付けているのです。

現代の砂糖は、70年前の砂糖と全然違うもの

1950年代の写真を見ると、人々が何の問題もなさそうにソーダを飲んでクッキーを食べている姿を見るでしょう。当時は、たいした問題ではなかったのです。

ではその後、何が起こったのでしょうか？　今日、**高濃度の砂糖とほんの少しの食物繊維とタンパク質で作られた大量の食べ物が、カラダのシステムを揺るがしている**のです。現代の砂糖は、ターボチャージャー付きなのです。パワーアップされて、ドーピングされています。つまり現代の砂糖は、ステロイド漬けになっているようなものなのです。現代の甘い食べ物は、

70年前とは全く違います。専門的に言えば、**現代の砂糖は、自然が想像もしなかった激しさと規模であなたの脳の報酬系を活性化させます。**

この21世紀の**強力な砂糖を使った食品は至る所に含まれています。**パン、お菓子、ドレッシング、ソース、ソーセージやハム類、その他ほぼすべての加工食品に隠れています。知らないうちに、一日中砂糖を摂取しているのです。**例えば、イギリス人1人当たりの砂糖摂取量は1950年以来2倍になり、肥満の割合は4倍になりました。**

残念ながらこの手の込んだ新しい砂糖は、あなたをこれまで以上に強く依存させるだけでなく、食品産業が「至福ポイント」を作る手助けをしました。「至福ポイント」とは、食品産業によって考えられた新語で、糖分、脂肪、塩の完ぺきな配分のことです。あなたの満腹や過食の感覚をマヒさせて、加工食品をますます欲しいと思わせます。これによって食品メーカーは、巨万の富を築いたのです。**今日私たちが食べる食品は、健康的で直感的な摂食が不可能になるように意図されて操作されています。**

その結果、**私たちの舌は、至る所で出くわす甘い「至福ポイント」の食品を強く求めるように踊らされ続けてきました。こうして現代人は、砂糖まみれとなっていったのです。**

睡眠不足とストレスが、糖質摂取に拍車をかける

もしアメリカの現代文明に何か特徴があるとしたら、それは「大きくて速くて量が多いほど善」と心から思ってきたことです。食べ物を避けることなど不可能で、周囲の至る所にあります。アメリカの食料品店は1990年代より約4万種類もの食品を販売しています。私たちは忙しいと、健康的な食べ物探しに時間や労力をかけるより、コンビニに立ち寄りサンドイッチやお菓子に走ります。**すぐに得られる満足を求めて、急いで注文してさっと受け取り、必要を満たします。**こうして、人の生き方も食べ方も、自然からはほど遠いものになっています。

これは、すでに混乱している糖質との関係にとって悪い知らせです。**この状況では、糖質が提供する甘さ、癒し、瞬間的な爆発的エネルギーへの欲求に、人がいっそう影響を受けやすくなります。脳画像の研究は、人が睡眠不足になると高カロリーの食べ物に強い食欲を持つことをはっきりと示しています。さらに悪いことに、睡眠不足の人はそうした食べ物をおいしく感じるので、糖質の支配力はますます強くなります。**

ストレスも食欲を増進させます。スマホでSNSやメールのチェックをしてばかりになりが

ちな現代人は、常に新しい情報に気を遣っています。そのため、ストレスホルモンのコルチゾールが過剰に分泌されています。コルチゾールはカラダが正常なシステムで機能するのを飛びこえて食欲を増加させて、人に食べさせようとするのです。

しかも**コルチゾールの増加は、人が満腹を感じるのを助けるホルモンであるレプチンの体内での生成を減らします。これはまるで二重の呪いにかかるようなものです。**

脳はそんな環境に対処するようにできていません。解決策はもっと意志力を持つことだと思うかもしれませんが、そうではありません。実は、意志力は限られた資源なのです。人は一日中、意志の力を必要としています。仕事をして、大小の決定をして、その日の義務をすべて果たして、クッキーを我慢《がまん》したりしています。一日の終わりには、お休みやごほうびが欲しい気分になっています。さらに、人は疲れきっていて、意志力も弱まっています。その時が、私たちにとって「いい子にしていよう」という約束を一番破りやすい時で、糖質との関係を再燃させます。

そう、答えは意志力ではありません。あなたはすでに、意志力の勝負をやって消耗してしまっているのですから。**答えは、プランニング（計画立案）にあります。新しい習慣作り、そして人生が大変な時に意志力の立て直しを助けてくれるテクニックを習得することです。**

糖質は、アルコールやドラッグと同等の依存性がある

意志力に頼ったことで、他の減量プログラムも栄養士もコーチも従来のダイエット・プランも摂食障害の専門家も、みんなミスを犯していたのです。過食をやめられない主な理由は、糖質が脳をハイジャックしているからです。

この話をすぐ受け入れるのは難しいかもしれません。特に、数十億ドル規模のダイエット産業は、自分たちの利益のために論点をすり替えて混乱させています。そこで私は、信頼できる方法であなたに説明できるように、科学的調査を引用します。

科学的調査によると、**糖質は中毒になる可能性がある物質**です。調査報告書によると、**糖質の依存性はアルコール、コカイン、アヘンなど他の依存性物質と同じように、脳をはじめ体内で作用する**ようです。糖質は、脳や神経系や内分泌（ホルモンを分泌する器官）系を変化させ、やがて全身に影響を与えます！

糖質は他の薬物と同様に、欲求や嗜好を司る神経伝達物質のドーパミンを脳内にあふれさせます。ドーパミンは人を心地良くさせながら、欲求に突き動かします。つまり、糖質を一度摂

ると、もっと摂りたいという衝動に駆られます。他の薬物乱用の場合と同じように、マイナスの結果が分かっていていても糖質を追い求めます。

目に見える中毒のサインは、そうした強い欲求だけではありません。マウスは糖質の過剰摂取に、過食、歯を鳴らす、震える、頭を振る、体温の低下、不安の高まり、気持ちの落ち込みなどのサインで反応します。さらに、糖質から離れたマウスが水に入れられた場合、彼らは泳いだり水の外に上がったりしないで、受け身でただ浮かぶ行動に出がちです。彼らは、生き延びようとする意志を失っているのです。

糖質の過剰摂取が満腹感をマヒさせ、脂肪を蓄積させる

ハイジャックされた脳とカラダをつなぐパズルの最後のピースは、内分泌系です。簡単に言うと、糖質があなたを人質にとっているので、カラダが満腹を感じる能力は大きく弱められています。

具体的に説明しましょう。糖質を食べると、インスリンという膵臓で作られるホルモンがカラダを満たします。インスリンの仕事は、あなたの体内の血糖値を一定量に保ち、糖質を細胞内に取り込ませてエネルギーにすることです。インスリンは脳に、「あなたは、もう十分食べ

たから満腹よ。次の食事まで思いっきり素晴らしい人生を楽しんでいらっしゃい！」と告げます。

けれども糖質を食べ過ぎると、インスリンは満腹を感じるホルモンであるレプチンをブロックし始めます。レプチンは何度もブロックされると、レプチン抵抗性が起こり、人は満腹を感じられなくなります。それで、食べ過ぎてしまうこともあるのです。

さらに悪いことに、余分なインスリンは脂肪の燃焼を止め、脂肪を蓄積し始めます。

糖質制限の一番素晴らしい効果は、レプチンとインスリンとの関係を完全に再生させること。**体内の糖質の量を減らしてインスリン値を正常に戻せば、過食をやめ、余分な体重を落とすことができます。糖質制限ができた私の指導する人の多くは（私もですが）、すぐに満腹になって食事を満足して終えられることに大変驚いています。**これは以前、不可能だと思っていたことで、まるで夢のようです。

小麦粉や白米も、甘いものと同じくらい危険！

これまでは糖質について、甘いものを中心に解説してきましたが、ここで小麦粉など甘いもの以外の精製炭水化物についても詳しくご説明したいと思います。

私は、**小麦粉や白米などの炭水化物（精製炭水化物）は、甘いものと同等に有害な存在**だと考えています。有害なのは小麦、大麦、米、オーツ麦（エンバク）など穀物そのものではなく、それらが加工されて食物繊維を取り除かれた物です。

なぜ精製された小麦粉が有害なのかと、疑問を持つ読者がいるかもしれません。ここでも、科学的に考えてみましょう。**小麦粉は製造される過程ですりつぶされて、全粒小麦の細胞構造が壊されます。すると、カラダは砂糖に対するのと同じように反応します。**

これをうまく説明してくれるのが、ＧＩ値（グリセミック指数）です。ＧＩ値は、食べ物の血糖値上昇への影響を数値化したもの。ＧＩ値が高いと、その食べ物を食べた後に血糖が急上昇するということになります。ＧＩ値は１００が最大値ですが、グラニュー糖は68、精白パンは70、フランスパンは95もあります。

研究によると、**高ＧＩ値のものを食べる人は食べ物に依存しやすく、高ＧＩ値の食べ物の摂取は報酬や欲望と関連する脳の領域を刺激して、空腹感を増進させることが報告されています。**

食べ物に栄養がないと、あなたは食べ続けたくなります。全粒小麦を挽いて小麦粉にする過程は、肝心の栄養素やミネラルの多くをはぎ取ってしまうことが、研究で分かっています。挽く過程だけで、ふすま（小麦を挽いた時にできる皮のくず）と胚芽は取りのぞかれ、**精製小麦粉には全粒小麦のわずか30％のミネラルしか残っていません。**

食物繊維と栄養素がなくなった小麦粉は、全粒小麦よりずっと速いスピードで消化されるので、体内の血糖は急激に増えて、その処理のためにインスリンが大量に分泌されます。空腹感と強い食欲、満腹を感じる能力の低下を感じます。

つまり、小麦粉は最低限の栄養素しかない上に血糖の急上昇を起こすので、砂糖と全く同じように有害なのです。この本で私が「糖質」について書いている時は、「砂糖」だけではなく「小麦粉」や「白米」などすべての「精製炭水化物」について語っていると思って読んでください。

甘いものに加えて精製炭水化物まで口にするなと言われると、一度にすべて奪われてしまうようで、胸が痛いかもしれません。でも食卓には、楽しめる食べ物がまだたくさんあり、それらのありがたさを再発見するはずです。

糖質依存は、「物質への依存」と「行為への依存」という二重の依存である

糖質依存は、糖質という物質そのものへの依存と、物質入手のための行為への依存と、二重

の依存が伴う最悪な行為です。

ギャンブル、セックス、ゲームなどへの依存に似ているのです。どれも行為自体に依存性がありますが、ギャンブルはお金、セックスは快感、ゲームはクリアまでさらに求めます。

糖質摂取も同じで、糖質を口にするだけでなく、行為自体にも依存性があります。用もなく冷蔵庫をあさる、コンビニや自販機に向かう、通勤通学の途中でスイーツを買うなど、どの行為も中毒性がありませんか？

しかも、**食べ物は生存に不可欠です。生存に必要とならないコカインやギャンブルやアルコールと同じようには扱えません。**これが、過食の問題をいっそう困難にしています。あなたは、死ぬまで毎日、食べ物と向き合わなければならないのです！

このため、多くの人は食欲のトリガー（引き金）となるたくさんの食べ物について心配します。チーズバーガーもナチョスもピザもつい食べ過ぎるし、そういう食べ物は他にもいっぱいあるというわけです。

ただハッキリと言えるのは、**過食させる引き金になる食べ物には糖質が含まれているということ。食べ物の問題を糖質制限に絞り込むと、ずっと扱いやすく解決しやすくなります。**

肥満や過食になりやすい遺伝子は、残念ながら存在する

肥満や慢性の過食になりやすい特異な遺伝子を指摘する調査があります。**これと同じ遺伝子が、行為依存や薬物依存の両方になりやすい人々でも見つかりました。遺伝的な脆弱性《ぜいじゃくせい》は、持ち主を感情の制御が難しく衝動的傾向にします。**

また、**私たちの（ほとんど自分ではどうしようもない）人生経験は、脳を依存症になりやすいものにします。**調査によると、心的外傷後ストレス障害（ＰＴＳＤ）の人は、食物依存症の評価が高い傾向にありました。子ども時代のトラウマは、特に食物依存症、過食やその他の機能不全の摂食パターンにつながっていることも分かりました。トラウマのある人にとって、食べ物との関係がとても複雑になりえることは確かなようです。

糖質と機能不全の関係になるのには個人差があるという証拠は、動かしようがありません。でも、「どうして私なの？」と思いながら生きるよりも、「それが私なんだ」と認めて、解決に向かって進みましょう！　私個人は、驚くほど依存症になりやすい脳の持ち主です。依存症の調査では、あらゆる脆弱性にチェックマークを入れました。

あなたの脆弱性は私の脆弱性とは違うかもしれませんが、私はためらうことなく、解決策は本書にあると言えます。本書にある新たな知識を自分のものにすれば、食べ物とのトラブルフリーで幸福な関係を確実に築いていけます。

体験談 「私は糖質制限に成功しました」 マギー

私はあらゆるダイエットを試しました。スープや食物繊維やグレープフルーツを食べて、アトキンス・ダイエット（低炭水化物ダイエット）もしました。最初はいつも体重が減って成功したかのように見えます。でも、結局はリバウンドしました。こうした減量とリバウンドの繰り返しで、私はますますひどい自己嫌悪に陥っていきました。

私の悩みを知っている友人が、モリーの講演を聞いて私に教えてくれました。私はいつも新しい挑戦に心を開いていましたが、モリーに会った時、今回は特に違うと思いました。その後数ヵ月間、私はモリーの指導に従い、彼女を信頼していましたが、実は少し抵抗もしていました。私と糖質との関係は、モリーが言うほど悪いものとは思わなかったのです。「糖質依存なんて私にはありえない」と思いながら、私はモリーのルールに従っていました。

モリーは私が（窮屈《きゅうくつ》に感じないやり方で）規則正しく食事して糖質をカットできるようにサポートしてくれました。モリーが教えてくれた食事の基礎は、理にかなっていて真の意味で私を自由にしてくれるものでした。1年半でかつてないほど体重が減り、洋服のサイズは4つ小さくなりました。

さらに、以前よりずっと幸福で、ずっと物事に集中でき、愛情深くなりました。私を悩ませていた頭の中の雑音も消えました。だから、私は人生のもっと重要なことに集中できるようになり、前向きで落ち着きを感じます。糖質制限がこれほど色々な面で自分を解放してくれるなんて、思いもしませんでした。

体験談 「私は糖質制限に成功しました」 ジャン

僕は完全に砂糖依存症だった。何にでも砂糖を入れて甘くして、主食は甘いお菓子だった。よく左右確認することもなく道路に飛び出していた。完全なジャンキーで、人生はメチャクチャで手が付けられない状態だった。麻薬のように砂糖は僕の脳を支配し、僕は常に砂糖を求めていた。心を癒して不安な状況を切り抜けるために砂糖が必要だと信じていたので、長い間砂糖にしがみついていた。

自分のカラダを人に変えられたり、自分の食事量を人に決められたりするのも不安だった。それに、食事プランを立てなければならないのも嫌だった。

糖質制限した今の僕は、以前のように何かに固執したり、やたら気になったり、こそこそしたりしない。食事プランを立てることも身に付いて簡単になり、歯磨きするのと変わらなくなった。今では食べ物を楽しめて、以前には絶対避けていた物も食べられるようになった。頭は以前よりずっとさえている。ちょっと失敗してもまた誠実な心で元のスタイルに戻れる。

今の僕は、食べ物を楽しんでいるけど、何も食べてない時にも自分の人生を楽しめる。僕の肌はきれいになって、目も輝いている。砂糖や貧しい栄養状態がどれほど以前の僕の生命力を弱めていたか分かった。おかげで今、砂糖がもう必要ない。モリーの糖質制限は、僕でもできたくらいだから、きっと誰でもできるはずさ。

第4章

ミニテストですぐ分かる！
糖質はあなたを、
こんなにむしばんでいる……。

本章では、あなた自身の食と体重の歴史を紐解きます。これから糖質制限に取り組む際に、重要な資料となるからです。
そこで、過去の食や減量のために行った試み、期間、結果、その最中と終了時に感じたことなど、できる限り書き出してください。指導した栄養士や医師、薬、ダイエット法の名前、その結果、そして重要なことですが、なぜ止めたかも書きましょう。この作業で明らかになることに、驚くかもしれません。

私と食べ物の関係史

- 時期（　　　　　　　　　　　　　　　　）
- 食や減量のために行った試み（　　　　　　）
- 期間（　　　　　　　　　　　　　　　　）
- その最中に感じたこと（　　　　　　　　）
- 結果と終わった時に感じたこと（　　　　）
- 終わった理由（　　　　　　　　　　　　）

例）私・モリーの場合

- 時期：7歳の時
- 食や減量のために行った試み：栄養教室
- 期間：4週間
- その最中に感じたこと：困惑した。助けにならなかったみたい
- 結果と終わった時に感じたこと：効果なし。始める前より混乱した状態になった
- 終わった理由：教室が終わったので終了

- 時期：9歳の時
- 食や減量のために行った試み：ウェイトウォッチャーズ
- 期間：2～6週間、断続的に29歳まで
- その最中に感じたこと：毎回スタートの時は、今度こそ成功するだろうと希望を感じた。しかし、新しい手法が紹介されるたびに楽観的に取り組むも、後でがっかり。ほぼ毎回、約2週間で手を抜きはじめ、食べた物を記録しなくなり、過食し、プランから外れた物を食べ、指示されているよりずっと大量に食べるようになった。私は、ただプログラムを何とかこなす方法を考えていただけだった。いつも食べた物を正確に記録せず、食べたことを隠し、体重測定の後でドカ食いをしてしまった

- 結果と終わった時に感じたこと：最初は少し減量したが、すぐにリバウンドして、さらに最初より体重が増えた。打ちのめされて、失望
- 終わった理由：自分から出席しなくなった

- 時期：14歳の時
- 食や減量のために行った試み：減量サマーキャンプ
- 期間：毎年2ヵ月、7年間
- その最中に感じたこと：最初は楽しかった！　夏休みの間に体重をドカッと落として、秋になって変身した姿で家や学校に戻ってくるのは、すごくウキウキすること。でも心のどこかで、こんな方法ではうまくいかないと分かっていた。最初うまくいったとしても、またリバウンドすると分かっていたから
- 結果と終わった時に感じたこと：毎年、減量した分をリバウンドし、さらにそれ以上太った。うろたえ、恥ずかしく思って、希望をなくした
- 終わった理由：キャンプが終わったので終了

あなたも私のように、過食や肥満を何とかするためにこのような試みを、何度もしたかもし

れません。毎回、今回こそ成功すると思って。でも、もし今も同じことに悩んでいるなら、実現可能な解決策に基づく新しい計画が必要なのです。私に任せてください。

これまで最大の決意と信念をもって行った試みは、最初から失敗する運命だったのです。問題の大部分は、あなたと糖質との関係です。失敗は、あなたの性格や意志の力、個々のダイエットの魅力とは何の関係もありません。ただあなたの試みた**方法が、食物依存傾向の人のためのものではなかっただけ**です。

食べ物との関係を、簡単なテストでチェックしよう

食べ物との関係は、あなたにどんな影響を及ぼしていますか？　これらは、最も重要な質問です。

幸い、あなたの現状を正確に理解する助けになるテストがあります。**このテストはエール食物中毒スケール（ＹＦＡＳ）といい、「物質関連の依存障害」の診断基準をもとに、食物依存症状を診断するために**アシュレイ・ギアハルト博士が作ったものです。これは、確かな研究に基づく評価基準で、糖質との関係の現状をはっきりと知る助けになります。私は、彼女の35問の問題からなる調査を、12問に凝縮しました。

します。このテストは、かなりあなたを動揺させるでしょう。特に、反抗や否定の気持ちを引き起こ

私も以前同じようにこのテストを受けて、糖質との関係を守るためにあらゆる言い訳をしました。でも今の私は、糖質の魔の手から解放されて生きているので、ずっと良い生き方をできていると言えます。私の自由は、砂糖や小麦粉が私の人生で起こしていた問題について、難しいけれど心から認めた時に始まりました。

ですから、質問をひとつずつゆっくり読んでみてください。注意深く12の質問を1問ずつ考えて、自分に当てはまるものがあったら冒頭のボックスにチェックを入れてください。明るい未来のために、素直に答えてください。質問の中には、食べ物との付き合い方の気付きとなる解説が盛り込まれたものもあるので、一度はその解説も読んでみましょう。

□1　特定の食べ物を食べる時、予定していた以上に、しかも空腹じゃなくなっても食べてしまいますか？

具体例を挙げますと、クッキーのパックを目にすると、まず「1個だけにしよう」と思います。ところがそう思っているにもかかわらず、1個でやめられません。パック全部を食べてし

まうことも。

□2 **食べる量を減らそうとしたけれど、できなかったことはありますか？**

「今度こそ成功したい」と誓ったものの、1時間後、1日後、あるいは1週間後に再び元の状態に戻る繰り返しをしませんでしたか？

ダイエット失敗歴は、「意志が弱い」「怠惰すぎる」とあなたに思わせてきました。そうした考え方は、あなたの人生や自尊心の全領域に悪影響を与えてきました。

□3 **食べ物を調達して、食事をして、元の状態に戻るのに、かなり時間がかかった経験が何度もありますか（とても手間がかかって疲れますか）？**

例えば……、

- 食べ物を調達する――必死で仕事を終わらせて、お気に入りのドーナツを売り切れ前に手に入れようと必死です。でもその店は、30分もかかる場所にあります
- 食事をする――就寝時間をとっくに過ぎても起きていて、糖質たっぷりのドーナツをドカ食いします
- 食べて元の状態に戻る――食べ過ぎた翌朝、疲れてフラフラで目覚めます

糖質が私たちから奪う時間とエネルギーは、莫大です。

□4 自分の摂食行動のせいで、人生における重要な事を控えたり諦めたりしたことがありますか？

他の人の前で食事をしたりカッコよく見える服を着なければならないことを考えると不安で、親友の誕生パーティーでもさぼるなどです。

他の人と過ごす時間に、体型への不満やドカ食いへの欲求や不安が暗い影を落としているということです。それでも糖質摂取をやめなかったのは、家族や友人への愛の一部と引き換えに、糖質への過剰な愛が芽生えてしまったからです。

□5 精神的、肉体的に悪い結果があるにもかかわらず、食べ続けたことがありますか？

クッキーを1袋たいらげる、中華料理の大食いをするなど、糖質の多いものをドカ食いすることです。医師から「2型糖尿病」になると警告されたり、食べ過ぎで後悔して精神的に落ち込んだりするのが分かりつつも……。

糖質はカラダにはもちろん、精神にも多くの害を及ぼしています。中には、過食で起こった医学的な結果を聞くのが怖くて、医師を避けている人もいるかもしれません。

□ **6　満足感を得るためやホッとするために、以前より多くの食べ物が必要になったと思いますか？**

常に大量の糖質を摂っていると、ドーパミンが低下して味蕾《みらい》（食べ物の味を感じる小さな器官）も鈍り、さらに大量の糖質を摂りたくなってしまいます。以前はコーヒーに角砂糖1個だったのが、5個入れないと物足りないと感じるようになったり。

リンゴ1個をデザートだと思わなくなったり、上品に盛り付けられたフレンチに物足りなさを感じたりもするのです。

□ **7　過食問題を起こす食べ物を減らすと、感情的にあるいは肉体的に気分が悪くなりますか？　そして、その食べ物への強い渇望《かつぼう》を感じますか？**

砂糖の摂取を1日やめるだけでも、だんだん疲れて活気が出なくなったり、不安感が高まったり、怒りっぽくなったりするなどです。この解決策は、砂糖を摂るしかないと考えてしまうこともあります。

□ **8　自分の摂食行動が原因で、家族や友人とトラブルになったことがありますか？**

大切な人たちとでさえも、自分の食、体重増加、食習慣による健康問題について口論します。誰かに出かけようと誘われても、行きません。なぜなら自分がデブで、座席にお尻が入らないかもとか、それをからかわれるのではないかもと心配だからです。服のサイズも頻繁に変わるので買い換えなければならず、こうして自信を損ない、劣等感を抱いてしまいます。

□9 摂食行動が、家族の世話や、学校や職場での責任の遂行や成功の妨げになったことがありますか？

職場で、今晩どんな物を食べようかと考えると頭がいっぱいで集中力が保てず、今日中に完成させようと思っていた仕事を終えられません。子どもの送迎にも遅刻します。人生のあらゆる機会を逃してしまうのです。

□10 食べることについて考えすぎるあまり、危険な状況に陥ってしまったことがありますか？

「運転しながら食べ物を口に押し込んで喉《のど》に詰まらせたせいでハンドルさばきがおかしくなり、自分自身や同乗者を危険な目に遭わせた」「1型か2型糖尿病患者なのに、高い血糖値を引き起こす甘いものを食べ続ける」などです。こんなことでは、あなただけでなく、周囲の人たちの健康や安全にも悪影響を与えてしまいます。

□11 食べ物への渇望があまりに強くて、他のことが考えられなかったり、食べずにはいられなかったりしたことがありますか?

例えば……、

「明日の朝に大事なプレゼンテーションがあり、神経が高ぶって眠れない。気を紛らわそうと、夜中の1時なのに大きなチョコバーを貪《むさぼ》り食っていた」

「職場のパーティーのためのカップケーキを買ったものの、自分用にも余計に何個も追加して買ってしまう」

「休日に家でくつろいでいると食欲に駆られ、一度は食べるのを我慢するものの、何度もキッチンや食品庫に行き来し、最後には気分が悪いほど満腹になる」

□12 摂食行動があなたの人生で問題を起こしたり、心痛を与えたりしていますか?

糖質の摂り過ぎは、肉体・思考・精神に問題として現れます。例えば、過食後の眠気や翌日の糖質による症状など。ドカ食いの翌日の目覚めほどひどいものはありません。食べるのをやめておけば良かったと思いながら、何度でも失敗するのです。心が苦しく、無力に感じ、落ち込むかもしれません。

結果発表

それでは、結果発表です。あなたの糖質との関係はどうでしょうか？　糖質のあなたへの支配力はどれくらい強いでしょうか？　ここまでの12の質問のうち、いくつが自分と重なりましたか？　いくつのボックスにチェックしましたか？

あなたにとって糖質は――

- 0～3個――疲れはてた敗者
- 4～5個――押しつけがましい仕切りたがり屋
- 6個以上――本格的虐待者

私もこのテストを受けたのですが、私にとって糖質は完全な「本格的虐待者」でした。しかも、12問全部にチェックが入ってしまったのです……。

「意外に少なかった！」と楽観視するのも危険です。糖質が「疲れはてた敗者」や「押しつけがましい仕切りたがり屋」としてまとわり続けるのは、人生であまりにもマイナスですから。

この糖質との悪い関係を早く摘《つ》み取ってしまえば、いっそう幸せになれます。逆にモタモタしていると、糖質はいっそう悪影響を及ぼしてきます。私は自分の仲間たちに、もっと早く行動に出れば良かったと言っています。昔の私のような苦労を、みなさんに味わってほしくないですから……。

体験談 「私は糖質制限に成功しました」クリスティーナ

私がモリーのプログラムに来たのは、食べる量を調整できなくなり、その結果として生活のコントロールもできなくなったと感じたからでした。食欲が強すぎて、様々な社会活動からも手を引きました。

6年生の時、私は自分より太っていた友人を真似て、ダイエットを始めました。でもまさか、そのダイエットが状況を悪化させるとは思いもしませんでした。私は母に、「肥満児用キャンプ」に送ってくれと頼みました。母はダメだと言って、その代わり、健康的な食生活になるように助けると約束しました。8年生の時にとうとう希望がかなって、ウェイトウォッチャーズ

（講習を含むダイエットプログラム）を始めました。すると、20kgの減量に成功！　幸せの絶頂でしたが、それは本当に短期間でした。

高校生になると、ストレスがいっぱいであっと言う間に体重が増えました。自分にできる素早く幸せになる方法は、食べることくらいだろうと思っていたので。高校3年の時、私はウェイトウォッチャーズに戻り、また20kg減量しました。でも、大学に入ってリバウンドして、さらにもう少し増えました。数ヵ月間は減量生活を我慢できますが、自分の意志の力が限界に達するのです。

ダイエットに失敗すればするほど、私の摂食はひどいものになっていきました。大学卒業の時点で、体重は１２０kg近くなりました。そこで夏の間、サウスビーチ・ダイエット（ＧＩ値に注目するダイエット）をして、36kg減量しました。その後もダイエットと過食を繰り返し、20kg減量して30kgリバウンドなんてことも……。毎年、そんなことが続きました。

私が初めてモリーのプログラムに参加した時、糖質制限は辛いとは思いつつ、とりあえず始めてみました。5分しか続かないこともありましたが、糖質制限はだんだん簡単になってきました。モリーからは、糖質制限を実行に移すためのテクニックや気分転換を教えてもらいました。

そして今は、友だちと遊びに出かけますし、ちゃんと自分の人生を楽しんでいます。

第5章

最新研究で解明！
考え方を変えるよりも
行動を変えるほうが
ずっと簡単。

ここまで、あなたと糖質との関係は時に害になるという証拠をたくさん集めてきましたが、まだあなたは糖質制限が続けられるかどうか、不安を感じているかもしれません。

次のようなことを、まだ考えているかもしれません。「糖質は、そんなに有害なはずがない！」「不健康なのは、糖質以外のものに大きな原因があるのでは？」「お祝いの時は、何を食べるの？」「外食しても食べたい物が食べられないの？」「おやつタイムはどうするの？」

そんなあなたに、私のお気に入りのモットーをひとつ差し上げましょう。それは、「いつも自分の考えが正しいとは限らない」。

私は糖質制限なんてできない人間。こう思い込む人でも成功させるには？

私たちはみんな、人生を導く「核となる信念」を持っています。それらは、物心が付いた時から発展してきたもので、多くのものによって形成されています。

痩せて魅惑的な役者や大物実業家や、素晴らしい成功を語るモデルたちを見てきたとしましょう。こうした情報はあなたに、「痩せた人たちは幸せで成功者だ」と信じさせたかもしれません。

あるいは、「私はダイエットなしで、3週間に10キロ痩せました！」という簡単な方法で減量したと言う人たちの言葉を聞いてきたかもしれません。すると、あなたは「減量は簡単に違いない」と信じたかもしれません。

このように、**あなたの信念は、周囲の人たちや自分の人生経験などによって繰り返されて強化されて、どんどん深く根を張っていく**わけです。「甘いものは私を癒してくれる」「私は痩せるなんて無理な人間」「健康になるなんて無理な話だ」という信念を持ってしまった人も多く、こうなってしまうと**「糖質制限なんて不可能」となってしまいます。**

私たちが成長して人生の変化に遭遇《そうぐう》するとき、考えや信念を再検討しないと深刻な問題が起こり、想像以上に人生の再構築の邪魔をします。今回のテーマである糖質制限も、あなたの人生に多くの変化をもたらすものです。その変化は、最高の幸せへと導く変化……。

そこで信念に変革を起こさねばならず、**そのためには「いつも自分の考えが正しいとは限らない」を肝に銘じないといけない**のです。

少しくらいの糖質を摂るだけが、膨大に糖質を摂ってしまうように変わる理由

食べ物、体重、カラダに関するあなたの考えは、実は糖質によっても影響を受けています。

例えば、こんなふうに……。「みんな食べ物で贅沢《ぜいたく》をしている」「私だって食べたい物を食べたい」「お祝いのケーキを、みんなと一緒に食べないなんて失礼」。

私は若い頃、ストレスを発散する様々な活動を楽しんでいました。コーラスを楽しみ、友人と談笑し、乗馬をして、ネコとじゃれて。けれど、私が糖質との関係を深めた時、これらの活動はもはや以前ほど喜びをもたらしてくれませんでした。一方で糖質は、瞬間的に私の気分を高揚《こうよう》させてくれました。その結果、自分の核となる信念は、「ストレスを発散させてくれるものは、色々とある」から「ストレス発散の唯一のものは、砂糖だけ」に変わったと分かりました。それも、無意識のうちに起こったのです！

このように思考は、行動を支配します。今考えていることは間違っているのでは?と時々チェックしていないと、その考えは引き続き有害な行動に介入して正当化を続けるでしょう。例えば、「スイーツ抜きのお祝いなんてありえないよね」と言って、ケーキにかぶりつく。「甘いものを食べると目が覚めて集中できるの」と言って、巨大なチョコレートバーを買う。こんなことを繰り返すうちに、**誤った考えが誤った行動を引き起こし、その誤った行動によって誤った考えがより強化されるという、負のスパイラルに陥ってしまいます。**

糖質が長期的に不健康をもたらしても、糖質による一時的な快楽を人は求める

あなたは、戦闘中の相反するふたつの考えと共に生きています。あなたは、糖質が一瞬でいい気分にしてくれることを知っています。一方で、糖質が肉体・思考・精神などあらゆる部分に有害なことも、あなたは知っています。これは、すごいジレンマです。

この戦闘は脳にとても強い不快を与えますが、脳は不快が大嫌いなので、常に不快な葛藤の手っ取り早い解決策を探しています。だから人はろくに考えずに、**より簡単で古くから馴染みのある信念のほうに向かう**のです。**この場合は、「糖質が良い気分にしてくれる」という悪いほうの信念**です。

このサイクルで行動は考えと調和し、人はたくさんの糖質を摂って一時的に気持ちよくなってしまいます。逆の情報「糖質は有害です」を忘れるか抑え込むかして、心の隅のほうに押しやってしまうのです。

糖質との虐待的な関係を断つには、ダメな「核となる信念」と折り合いをつける必要があります。

そのために私はまず、健康と幸福への道を邪魔している「核となる信念」の正体を明らかにします。

【糖質、食べ物、体重に関する、ダメな「核となる信念」の例】

1. もし糖質制限をしたら、私は退屈しそう。もう何も楽しめなくなる
2. 糖質なしでは、私はストレス解消ができなくなるだろう
3. 糖質制限をしたら、楽しく食べられる物がなくなる
4. 一日の終わり、私は緊張をほぐすために糖質が必要
5. 糖質制限をしたら、ストレスが増えるだけだろう
6. 私は減量できない人間だ
7. 糖質制限をしたら、二度と外食ができない
8. 糖質制限をしたら、社会生活が営めない
9. 自分の誕生日くらい、ケーキが食べたい
10. 糖質制限ではなく、少しだけ食べることにすればいい
11. 私は美食家だから、糖質制限なんて無理
12. もし糖質制限をしたら、正常な人間とは言えないだろう

13. 私は忙しいから、人生にそんな大きな変化を起こすための時間なんてない
14. 私はあまりに疲れていて、健康的な食事のことなど考えられない
15. 私の糖質への渇望は絶対に消えることがない

さて、いよいよあなたの番です。少し時間をとって、あなたと食べ物との関係や糖質制限についての「核となる信念」を考えてください。表面的な簡単なものから考えて、それから心の奥深くにあるもっと深刻なものも考えると、スムーズに進められます。前章で小テストを受けた後に思ったことを書き出す、これまでしてきたダイエットを振り返る、子ども時代に食べ物や体重について周囲から教えられたことを思い出すなどすれば、どんどん出てくるでしょう。
それでは、10個は書いてみてください。

【糖質、食べ物、体重に関する、あなたの「核となる信念」】

1.（　　　　　　　　　　　　　　　　　　　　）
2.（　　　　　　　　　　　　　　　　　　　　）
3.（　　　　　　　　　　　　　　　　　　　　）
4.（　　　　　　　　　　　　　　　　　　　　）

5.（　　　　　　　　　　　　　　　　　　　　）
6.（　　　　　　　　　　　　　　　　　　　　）
7.（　　　　　　　　　　　　　　　　　　　　）
8.（　　　　　　　　　　　　　　　　　　　　）
9.（　　　　　　　　　　　　　　　　　　　　）
10.（　　　　　　　　　　　　　　　　　　　　）

糖質制限を促進させる「核となる信念」の〈正反対〉が良いとは限らない

あなたも心のどこかで、自分の「核となる信念」の一部には欠陥があることが分かっているようです。その欠陥が、食べ物との関係の改善や自分自身の進歩を妨げていることも気づいている様子。

でも、そうした信念はずっとあなたのそばにあったので、自覚している以上に愛着があるかもしれません。正直なところ、そんな信念をすぐに捨てなさいと迫っても、ただ戦いを長く厳しくするだけでしょう。

そんな難しい信念に、私たちは認知行動療法で**「思考の均衡化」と呼ぶ過程を導入**します。あなたの「核となる信念」一つひとつに対して、様々な角度から検証を行うのです。

まずはいったん理想を求めることは脇に置き、信念がどのように自分に影響を及ぼしているのかを確認します。

次に、この「核となる信念」に苦しむ親しい人がいたら、あなたはどんな助言をするか考えます。自分自身に助言をするのはとても難しいけれど、他人に対してとなると助言しやすくなることが多いでしょう。

最後に、もっと健康的で機能的な、あなたを長期の目標に導く信念を確立するために、均衡（バランス）を見つけます。**あなた自身が持っていた「核となる信念」と、あなたが親しい人にする「助言」というふたつの信念を同時に見ていきます。**

すると、**そこまで禁欲的ではない無理強いを感じない糖質制限を始めるきっかけが作れる**はずです。

なお、仏教では、ふたつの両極端の均衡を「中道《ちゅうどう》」と言います。今してきた作業も、まさに「中道」を見つけることです。

「核となる信念」	「核となる信念」の、現在の私への影響	「核となる信念」の新しい目標（今回だと、糖質制限）への影響	自分のような糖質中毒の友人への「助言」	「中道の核となる信念」
1　もし糖質制限をしたら、私は退屈しそう。もう何も楽しめなくなる	私は糖質抜きで人生を楽しむ方法なんて知らない。糖質は人生を楽しくする！	新しい冒険をするなんて無理で、やる気も起こらないし怖いし、食べ物との関係を悪化させる。	糖質以外にも、世の中には楽しいことがいっぱいある。	私は糖質と共に楽しむ人生しか知らないので、糖質制限なんて怖い。でも、試してみたい。
2　糖質なしでは、私はストレス解消ができなくなるだろう	糖質は私がストレスに対処するのを手伝ってくれる。安心感をくれるので、変化は必要ない。	私は食べ物との健康的で長期的な目標を望んでいるが、現在の自分の糖質中毒が邪魔するのでストレスだ！	あなたは全体像を見ていないかも。糖質制限は難しいが、あなたが知らないメリットもあるかもしれないし、ストレスも減るかも！	最初、糖質制限は大変かもしれないが、糖質抜きの人生は今よりストレスが減って安らかかもしれない。
3				
4				
5				

p80の「ダメな核となる信念」の例をもとに、中道を見つける「思考の均衡化」を行った場合――「中道の核となる信念」を作るにあたり、あなたの考えのすべてを捨てるように言っているのではありません。そんなことは無駄だと分かっています。特に、そうした信念がとても根深い場合はなおさらで、糖質摂取が過多な人こそ根深いもの。

でも、心配はいりません。私は「かつては難しいと感じていた糖質制限」に対し、「今回は簡単です」とまでは言えませんが、「今回は不可能じゃない」と言いたいのです。あなたの信念も行動もゆっくり変われます。

私は人一倍、自分の頭に浮かんだ欲望などに対して無力だと認めるような人間です。それでも、信じたいと思うことを選択する力を持っているのです。頭がガチガチの考えでいっぱいの時は、あまりむきにならないことです。

有害なのは、考えそのものではありません。目標からあなたをはるか遠くに引き離す考えを、あなたが信じて縛られていることこそ有害なのです。**私たちが自分の考えをもっと自覚すれば、何を信念として選ぶかの判断力がつくようになります。**

考え方を変えるより、行動を変えるほうがはるかに簡単

あなたを邪魔する考えを自覚することは、とても重要です。ただ、悲観ばかりしなくても大丈夫。**意識して行動に全力を注ぐと、あなたの考えは変えられます**から。

そこで、多くの人の助けになってきた行動主義の素晴らしいコンセプトをご紹介します。「納得してから、良い行動をする」ことなど、人はめったにないのです。そこで、本書にある良い信念に基づいた行動をしてください。そうすれば、あなたは食べ物との夢の関係への最短の道に進めます。

調査結果も、私たちを後押ししてくれます。研究から分かっていることは、**行動を良い習慣に導くほうが、考えを良い習慣に導くよりもずっと簡単で早い**ということ。思考は、何かをやめるための効果的な手段ではありません。特に糖質との不健康な関係を断つためには。

振り返ってみてください。テレビや本や人から糖質は健康に悪いと何度となく聞いても、あなたがいまだに行動を変えないで糖質を見限れないのではないでしょうか。「糖質を減らすべきだ」「糖質は私に悪いのでは？」と、何度思ったことでしょう。そして、一体何度そんなことがあれば、糖質制限を継続できるようになるのでしょうか。

実は、糖質との関係を断つ行動計画（アクション・プラン）を作ること（本書でこの先の章で紹介）、そして計画を実行することが、糖質制限の最短ルートを作るのです。脳画像の研究では、思考ではなく行動が脳内の新しい神経経路を形成していることが示されています。そして、その神経経路が、脳内で情報を処理して新しい行動を制御したり強化したりします。

第2部

糖質制限、これが最強のプログラム！

第6章

糖質制限を確実に継続させる7つの宣言。

さて、糖質を断つ決心をしたら、次はいよいよ実行です。まず、基本原則（7つの宣言）について話します。

あなたは、これから66日間、これから説明する宣言の内容を実行します。誤解のないように言うと、「66」は思い付きの数字ではありません。調査によると、新しい行動が無意識にできるようになるのには、平均して66日間かかることが分かっています。人によって正確な日数は違うかもしれませんが、**「66」は統計的にちょうど万人に当てはまる**ようです。

私には、あなたからこんな声が聞こえてくることが想像できます。「66日もかかるの……？　そんなの長すぎ！」

でも、ご心配なく。調査研究では、新しい習慣を身に付けようとする際、**1～2回程度のつまずきは全体的な進歩に影響を与えない**ことが分かっています。

では、何が影響を与えるか分かりますか？　それは、毎日、繰り返し糖質に手を伸ばすことです。後で宣言を読む時、このことを憶えておいてください。とはいえ、糖質に手を伸ばすという間違いを犯したからといって、自分をひどく責めたりしないでください。またこの宣言を思い出せばいいだけです。

7つの宣言

7つの宣言は、あなたを幸せにして、食べ物との健康的な新しい関係に導いてくれる「道しるべ」になります。もし状況が少々ややこしくなったり、つまずいたりしたら、必ず7つの宣言を思い出してください。

- 【宣言1】――私は、柔軟な心を持つと宣言します。
- 【宣言2】――私は、砂糖を断つと宣言します。
- 【宣言3】――私は、小麦粉や白米など精製された穀類を断つと宣言します。
- 【宣言4】――私は、食事量に気を配ることを宣言します。
- 【宣言5】――私は、3~4時間半ごとに食べると宣言します。
- 【宣言6】――私は、行き当たりばったりの食生活を卒業して、計画的な人になると宣言します。
- 【宣言7】――私は、愛と責任をもって、自分の体重を量ると宣言します。

【宣言1】──私は、柔軟な心を持つと宣言します。

糖質制限のためなのに、あなたに最初にしてほしいことは、食べ物とは無関係なことになります。というのも、柔軟で真摯《しんし》な考え方を持つことが、あなたの食べ物との新しい関係にとって、一番重要なことだからです。

「思い込みは捨てなさい」マスター・ヨーダ

映画『スター・ウォーズ』に登場するヨーダは、さすがいいことを言います。何日、何年、ヘタしたら何十年もダイエットの修羅場やトラウマを経験した人も少なくないでしょう。それはとても苦しい戦いの日々だったので、心には深い傷が残されていて、自分への信頼もなくなっています。「どう考えても今回のやり方がうまくいくはずがない」と思っているかもしれません。けれど私は、最初に、ぜひそうした思い込みをなくしてほしいのです。

私が指導している人たちも、よく「私は何を食べるべきか知っているの。ただ、やらないだけ」と言います。もしそれがあなたの考えていることなら、お言葉ですが賛成しかねます。長年のダイエットの修羅場とトラウマのせいで、あなたの脳内には相反する主張や情報がひしめいていて、大部分は流行したダイエットの情報です。

だから、あなたはカロリーを燃焼させる食事法を知っていますが、またすぐにリバウンドして以前より体重が増えます。ものすごく厳しい制限のある食事法も知っていますが、結局アイスクリームやクッキーのドカ食いをします。でも、あなただって、本当に食べ物との長続きする良い関係やそれを維持する方法を知っているなら、今のような困った状況になっていないでしょう。

ヨーダの言おうとしていることは、**「あなたは知っていると思っているが、実は知らない」**ということです。だからあなたは、効果がなかった過去のダイエット、甘い約束、流行、その場限りの策を、定期的にあなたの頭からきれいに掃除する必要があるのです。頭がスッキリするほど、あなたと食べ物との関係も愛に満ちた長続きする好ましいものになります。

「言葉の持つ力は、予想以上に甚大である」ブッダ

長年のダイエットの修羅場やトラウマによって、あなたの自信と自尊心は地に落ち、可能性を見失っているかもしれません。食事のルールを破ることの繰り返しは、自尊心を深く傷つけ

るのです。

　そこには大きな問題があります。自分自身や過去の経験についての恥ずかしい失敗談に振り回されていると、その言葉はマイナスを暗示する力を持つようになります。そうなると、糖質制限はますます難しくなるでしょう。どうしたらいいでしょうか？

　私とブッダがあなたにお願いしていることは同じで、「言葉の重みに気を付けてください」ということです。特に、糖質制限においてこそ。

　自分の話に気を付ける必要があります。失敗したり、逃げ出したり、意志力が足りなかったりした時のことや、何をやってもうまくいかず試すことすら無駄に思えた時のことを話すのにも、気を付ける必要があります。実はそうした話は**必ずしも真実とは言えず**、アドバイザーとして私は、あなたがそれらを重視することをお勧めしません。

　実は、あなたの過去の多くの判断は、糖質との不正なゲームを基に操作されたものです。それらを**口に出せば出すほど言葉は力を持ちます。**以前のことは、過去に置いてきましょう。そして、今これからあなたにできることについてだけ話してください。

初心者の気持ちを持つことが、大きな効果を持つ

頭の中の思考や口から出る言葉に気を付けて直しましょう。どちらも同じように害を及ぼします。例えば、

- 自分を辱《いやし》める言葉に気を付けましょう。「私は負け犬」「デブ」「出来が悪い」「　　」←よく使う自分への悪口を入れてください。
- マイナスを暗示する言葉に気を付けましょう。「いつも、私は減量に失敗する」「絶対、減量できない」「糖質制限なんて到底できない」「私の大好物は、砂糖がいっぱい入った甘いジュースなの」
- あなたの力を奪い、選択肢があることを忘れさせる言葉に気を付けましょう。「チョコを食べなきゃやってられない」「食後には甘いものを食べないとね」「キヌア（ダイエット食としてよく登場する穀物）を食べ続けるなんて、無理！」
- 誇張や見えすいた虚偽の言葉に気を付けましょう。「ケーキを食べられないなら死ぬ」「デザートなしの人生なんて、どこに楽しみがあるの?」「このダイエットを始めると、糖質を何も摂ることができなくなる」。ちなみに私のお気に入りは、「私、餓死しそう！」（朝食と

昼食の間に餓死するなんてありえませんよね）。

「初心」は禅の考え方で、大まかに「その道に入ったばかりの人の純真な気持ち」と解釈することができます。この言葉は、オープンで誠実な態度、物事に取り組む時に先入観を持たない姿勢を表しています。こうした態度や考え方は、あなたと食との新しい関係においてとても重要で、**7つの宣言を実現するためには欠かせません。**

初心者の心を持つとは、（たとえそうでなくても）初めてのことのように行動して、喜んで挑戦し、あなたの意見・判断・考え・技術、そして思い込みからも自分を解放することです。あなたの古いやり方に戻ったほうが、短期的には効果的だと思うこともあるかもしれません。そんなときあなたは、引き返して心を閉じる様々な理由を見つけるでしょう。過去の経験に基づいて考えて、知ったかぶりですべて経験済みの気分になり、現在に心を集中させる代わりに、これからずっと糖質を摂取できないことを思いわずらいます。あなたが自分の心は閉ざされていると感じたら、もう一度心を開く必要があります。何度でも。

【宣言2】——私は、砂糖を断つと宣言します。

とうとう重大な宣言をする時が来ました。この宣言のために、あなたに心をオープンにしてもらいたいのです。これからあなたは、砂糖との虐待的な関係から自由になるのです。色々な修羅場や失望からも自由になるのです。最初の甘さとそれに続く惨めな結果から自由になるのです。

私はこの宣言をさらに3つに分けました。まず、「砂糖とその類を断ちます」。次に、「砂糖の代用品や人工甘味料を断ちます」。最後に「カロリーのある飲み物も断ちます」。

(1) 私は、砂糖とその類を断つと宣言します。

あなたは、砂糖がどんなに嫌なやつか一番知っているでしょう。砂糖は、食品業界のおかしな人たちの助けを借りて、変身して別の物のふりをし、異なる姿や大きさで、虎視《こし》眈々《たんたん》とあなたを狙っています。**砂糖は、今のところ少なくとも59種類の別名の陰に隠れている**ことを私は把握しています。次のように。

「アガベ」「黒砂糖」「麦芽」「甜菜糖」「赤砂糖」「バターシロップ」「サトウキビジュース」「甘蔗糖《かんしょとう》」「キャラメル」「キャロブシロップ」「上白糖」「ココナッツフレーク」「コンデンスミルク（加糖練乳）」「アイシングシュガー」「コーンシロップ」「粉あめ」「クレイズン（ドライクランベリー）」「デーツ」「デーツシュガー」「乾燥ケーンジュース」「デメララシュガー」「デキストラン」「ブドウ糖」「ジアスターゼ」「ジアスタティック・モルト」「エチルマルトール」「フリーフローイング・ブラウンシュガー」「果糖（フルクトース）」「果汁」「濃縮果汁」「ガラクトース」「グルコース」「固体グルコース」「ゴールデンシュガー」「ゴールデンシロップ」「グラニュー糖」「グレープシュガー」「異性化糖」「蜂蜜」「粉砂糖」「転化糖」「麦芽糖」「麦芽シロップ」「マンニトール」「メープルシロップ」「糖蜜」「ラカンカ」「マスコバド糖」「パノーチャ」「レーズン（干しぶどう）」「粗糖」「精糖」「米飴《こめあめ》」「ソルビトール」「モロコシ（タカキビ）シロップ」「スクロース（ショ糖）」「トリークル（糖蜜のイギリスでの呼称）」「タービナードシュガー」「三温糖」……。

このように、砂糖は至る所にあります。あなたが**砂糖と認識しない形で、原材料として表示されている**のです。例えば、レーズン、デーツ、クレイズン（ドライクランベリー）、ココナッツ、ドライパイナップル、あらゆるドライフルーツ、コンデンスミルク、フルーツジュースは、実は大量の砂糖を含んでいます。

砂糖は狡猾《こうかつ》で、健康に悪いと思いもしないような食べ物の中に隠れています。クッキー、ケーキ、キャンディー、チョコレート、キャラメル、そうした明らかに分かる物については、誰もが知っています。もちろん、それらは特に大きな害を及ぼしますが、それらは言わば有名なワルです。

一方、それほど用心していない時が要注意なのです。例えば、照り焼き・甘酢・中華の海鮮料理などのソース、ピーナッツソース、ウスターソース、バーベキューソースの他にも、数限りなくあります。フレンチ・ビネグレッド・サウザンド・ジンジャーなどのドレッシングにも砂糖が含まれています。それは、調味料の中の甘みです。タイ風チリソース、ハニーマスタード、ケチャップにも含まれます。砂糖は、袋詰めにされた商品、加工品の大部分に入り込んでいます。風味付きのヨーグルト、シリアル、ランチョンミート、ベーコン、ピーナッツバター、プロテインバーにだって使われています。こうした隠れた砂糖は摂るつもりがなくても結果的に体内に入り込み、空腹感や過食を引き起こします。自分が食べている食品の中に、何が入っているのか厳密に知ることが大切なのです。

とはいえ、食品全部に対して調べるのも大変ですから、次の2つの時だけでも意識すれば、負担は減ります。

1. 甘すぎる時

2. 甘くなくても、疑わしい時

私たちの新しいライフスタイルでは、どんな形でも大きさでも、砂糖は砂糖として扱います。

オーガニックでホームメイドのメープルシロップも店にある袋入りのシロップも天燃蜂蜜もアガベも遺伝子操作された異性化糖も、私たちの脳には化学的な区別ができません。脳にとっては、すべて砂糖なのです。一口で、あなたと食べ物とのひどい関係がまた始まります。

(2) 私は、砂糖の代用品や人工甘味料を断つと宣言します。

人工甘味料の実体は、見かけも味も甘さも砂糖と同様で、本物と同様の影響を引き起こします。食品業界のおかげで、私たちは人工甘味料を何の害もない、減量を助けてくれる「問題なしの食品」と思っています。

しかし、これは全く真実ではありません。**人工甘味料は砂糖と同等に、あるいは砂糖以上に害がありえます。**このことは科学的に証明されているのです。

人工甘味料は、味蕾に甘いものを好むことを教えます。スプレンダは人気の高い人工甘味料のひとつですが、砂糖の600倍もの甘さに作られているのです！

「だったら、ステビアは平気じゃないの？　植物の葉からできているんだから、天燃の砂糖の代用品でしょ？」という声も聞こえてきそうです。それは事実ですが、ステビアは葉の状態でも砂糖の30倍の甘さがあります。抽出されてパッケージに入れられた時には、300倍の甘さになります！　当然、こうした**砂糖の代用品を食べていると、味蕾が鈍くなって、甘いものへの願望はますます強くなります。もうリンゴはもちろん、角砂糖1個が入ったコーヒーでは満足できなくなります。**甘さへの渇望を繰り返し、新たな悪循環から抜け出せなくなるのです。

あなたはこう言うかもしれません。「そんなの、たいしたことじゃないわ！」「私は毎朝コーヒーに人工甘味料を2袋使っているだけだもの！」。でも真実は、大問題なのです。なぜなら、一日の始まりの甘いものは、一日中あなたに砂糖を渇望させるから……。

人工甘味料にまつわる恐ろしい事実を伝える研究を、いくつか紹介しましょう。

ある研究結果によると、**人工甘味料の摂取がBMI（肥満度指数）を上げる**ことが分かっています。また、別の研究では、人工甘味料はカロリーゼロなのに、調査の終わりまでに摂取した人は肥満危険度が2倍になり、摂取していない人に比べてBMIが47％増加しました。

動物実験も、この説を裏付けました。ある研究では、砂糖を摂ったマウスよりも、人工甘味料を摂ったマウスが量を多く食べて体重も増えました。研究者たちは、人工甘味料が脳をたぶらかしてもっと砂糖が必要だと思わせて、自然の生理学的過程を妨害しているかもしれないと考えています。別の調査は、人工甘味料が食欲と空腹感を強めることを示しています。

食欲や体重への影響がそれほどないとしても、人工甘味料の摂取はカラダの砂糖への反応に影響を与えることを示す研究もあります。人工甘味料は、血糖とインスリンの反応に影響を与えて、砂糖の処理時にカラダにいっそう害を与えます。さらに、人工甘味料は、腸内細菌を変化させて、耐糖能異常（空腹時の血糖値が、正常値と異常値の間にある状態。糖尿病予備群とも言われる）を引き起こすことが分かっています。

人工甘味料は、常にあなたに砂糖を渇望させて、砂糖に執着させます。私が指導する人の中で特にうまくいった人たちは、勇敢に人工甘味料を完全に断つことで砂糖への渇望がほとんどなくなったと言っています。

(3) 私は、カロリーのある飲み物を断つと宣言します。

砂糖は全く思いもしない多くの飲み物の中に隠れて、余分なカロリーを体に追加して、飲んだ後のあなたをいっそう空腹にします。

ジュースの形でカロリーを摂ると、オーガニックのコールドプレス（低温圧搾《あっさく》）ジュースでも、砂糖の乱用になります。体内で砂糖があなたの内分泌系を直撃するスピードは手に負えない速さで、インスリンを大量に分泌させて血糖値を下げ、ドーパミン受容体の働きを弱らせます。これは、カロリーのあるすべての飲み物に言えることです。血糖値の上昇を遅くする食物繊維入りの丸ごとの果物や野菜でないと危険なのです。

カロリーを飲み物で摂ることは、あなたを砂糖との虐待的な関係に逆戻りさせます。

カロリーを飲み物で摂ると、知らず知らずのうちにあなたは砂糖との破壊的なサイクルに戻ってしまうことが、科学的に証明されています。

また、**噛《か》むと満腹になり、噛まないと空腹になることを示すデータがあります。**食欲の心理学を研究するイギリスのバーミンガム大学のスザンヌ・ヒッグス教授は、長く噛んでランチを摂っていた学生たちが、スナックを食べることが少ないことに気付きました。これは、噛むことが食後の満腹感に影響を与えていることを示しています。噛むことが食べ物の摂取量を減らし、空腹感を抑え、満腹感を高めることを発見した調査もあります。

カロリーを飲み物で摂取することは、インスリン受容体の手に余ることなのです。液体の形の砂糖が高速で血管に侵入すると、その速さに合わせて膵臓は必要以上のインスリンを分泌してしまいます。余分なインスリンは空腹感を起こし、カラダに脂肪を蓄えるように指示を送ります。全く好ましくないことで、食べ物との夢の関係から私たちを遠ざけます。

また、リンゴを食べることとリンゴジュースを飲むことを比較する研究から、カロリーを飲み物で摂取すると、あなたは低血糖を起こしやすくなり、疲労や渇望を感じることが分かりました。

酒も断ってほしい。もし無理なら1週間に2杯までが限度

お酒を飲む時間は楽しいけれど、とても面倒なことが起こることもあります。あなたの決意が酒によって、御破算になることがあるのです。2~3杯のカクテルの後、おつまみの皿があなたを誘惑します。あなたは、「とんでもない！」と思っていたのに知らないうちに「揚げ物を一皿ください」と言っています。

私はあなたに、砂糖と共に酒も断ってほしいですが、大部分の人にとってそれが現実的な生活ではないことも分かっています。ですから、飲酒に関しては、量と質を吟味してください。お酒を飲まないことが望ましいですが、**1週間に最大2杯にとどめることをお勧めします。**

本書では、1人前のお酒は30mℓ（1オンス）としています。そして、**必ず砂糖の入っていないお酒を選んでください。**ジン、ウォッカ、ウィスキー、焼酎は辛口の酒で、フルクトース（果糖）が含まれていません。これらのお酒は、無糖炭酸水などで割って飲めます。お酒はあくまで食事への追加とみなし、決して食事の代用品にしないでください。

ここで、「酒も砂糖のようなものだ」という事実を確認しましょう。酒は砂糖と同じように人の脳を陽気にするのです。その結果、「完全な乱用者」がたくさんいます。酒自体への依存がなくても、酒を飲むと必ずドカ食いになる糖質依存症の人がいるのです。

【宣言3】――私は、小麦粉や白米など精製された穀類を断つと宣言します。

この宣言について真剣に考えると、きっとショックを受けると思います。ピザも柔らかな生地なしではそんなにワクワクしないでしょうし、ホットドッグは夏の戸外で食べたら最高だし、温かいポテトパンも私の大好物ですからよく分かります。

でも、小麦粉や白米など精製された穀類は、砂糖の兄弟のようなもの。カラダや頭は、砂糖に対するのと同じように反応することが分かっています。

ここではっきりさせておきたいことは、**私があなたに穀物を断ってくださいと言っているのではない**ことです。**断ってほしいのは、小麦粉や白米のような精製された穀物**です。なぜかと言うと、第3章で学んだように、**小麦粉や白米を食べると、カラダがまるで砂糖を摂った時と同じように反応し、血糖値を急上昇させてインスリンを過剰分泌させる**からです。

ですから本書では、小麦粉、コーンスターチ、片栗粉、タピオカ粉、白米などは特に砂糖と変わらないとみなしています。

小麦粉は、砂糖と同じようにあらゆる食べ物に隠れています。ソースやグレイビー（肉を煮焼きする時に出る汁）やスープにとろみをつけ、チップスやフライやパフに食感を足しています。私たちは、食べ物の原材料を用心深くチェックしないといけません。もし食べ物にとろみがありすぎたら、多分小麦粉などが含まれています。

粉類で食べて良い物があるかは、人によって異なります。アーモンド粉やひよこ豆粉などが大丈夫な人もいますが、そうした一般的な穀類以外の粉でも、食べると空腹感が起こって大量に食べたくなる人もいます。

【宣言4】――私は、食事量に気を配ることを宣言します。

せっかく砂糖や小麦粉などの精製炭水化物の摂取を止めたのに、ものすごく大量に食べるようになってしまう人がいます。彼らは体重が増えて疲れやすくなり、絶望して怒りっぽくなって、落ち込んでしまいます。ベーグルやピザやケーキやキャンディーを食べずに、チーズや玄米や無糖ピーナッツバターやオートミールを食べているのに……。

多くの人にとって大量に食べることが習慣になっていて癒しなので、「このくらいいいでしょ？　ゆったりした気分になりたいの」と思います。でも私は、脳を再教育して、あなたの幸福への道を邪魔するこんな時代遅れの習慣にどいてもらう必要があります。

摂取する食べ物の量を管理する最も適切で効果的な方法は何でしょうか？　それは、食べ物の重さ・大きさを測定すること。最低でも66日間は継続してほしいです。

実際のところ、環境的な要素や誘因は、食べているものを少なく見積もらせたりすることがあります。「上の空で食事をする」という言葉を聞いたことがありますよね。

もちろん、私たちがみんな、食べ終わるべき時を自分の直感、つまりカラダの内側からの声を頼りに分かればいいのですが、それは夢物語に終わります。残念ながら研究によると、**抑圧された人（またの名を、ダイエット中の人）や高めのBMIの人は、あまり良い天然の停止弁を持っていません。**テレビのような外部の刺激でさえも、私たちに満腹感や満足感を持たせるよりも、食べ続けさせることが多いのです。

日々何を食べるか決めるとき、私たちは食べ物の選択肢の数や周囲の環境が与える影響を軽視しがちです。実は私たちは、周囲からの影響で気が散れば散るほど、困ったことに、何も考えずに食べてしまいます。

解決策は何でしょうか？　まずは、食べ物の重さを量ることです。**正確に1人前を量ることで、私たちは色々な罠《わな》をうまく避けることができます。**面倒くさい作業かもしれませんが、効果は確実に出ます。食べ過ぎはもちろん、食べ足りずに栄養不足になることも防げます。

規則だらけで窮屈だと思うかもしれませんが、むしろ安心感が得られるメリットのほうが大きいでしょう。「これを全部食べたら、お腹がいっぱいになりすぎるかも」「もう少し食べるべきかな？」……そんな迷いが、食べ物の重さを量れば全部なくなります。

「残りの人生、ずっと食べ物の重さを量るの？」と思うかもしれませんが、そんなことはありません。1人前の分量はだんだん憶えていきますし、あまり食べないものでも勘で分かるようになってきます。糖分やカロリーが多そうなものがあったり、体重の増減が激しい場合だけ量ってもいいでしょう。

【宣言5】——私は、3〜4時間半ごとに食べると宣言します。

リスのように一日中あっちでモグモグこっちでモグモグ……、軽いスナックを食べる人がいます。そうかと思えば、ラクダのように一度に大量の食事をして、満腹で吐きそうになってそれ以上は食べられない人もいます。その両方を交代でやる人もいるかもしれません。これでは安全で長続きする食べ方とは言えず、成功への道の最大の障害のひとつになります。

そこであなたが行うべき最も重要な宣言のひとつが、**食事時間を規則正しくすること。いつ食べるかは、何を食べるかと同じくらい重要**なのです。

実は、**過食の克服に成功した人のデータはすべて、この点を強化しています。**調査によると、肥満で苦しんでいる人たちは、スナックをよく摂り、1人前の量が多く、過食して、決まった食事時間を飛ばしがちです。

また、1日の食事回数が2回以下の人は体重増加と2型糖尿病の高い危険率に関連しているというデータもあります。食事を抜いたり制限したりすると、カラダは「飢餓状態」になります。そうなると、味覚受容体の感度が増します。ですから、あなたは**食事回数を減らして減量の助けになると思っているのに、実際は自分を過食に駆りたてる不安定な立場に追い込んでいる**のです。食事の間を長く開けすぎると、血糖値が急降下して、空腹感の警戒レベルが上がります。さらには、あなたを糖質に走らせます。

そこで、この5つ目の宣言がとても重要になります。もしもあなたが、「食事時間って何？」とか「私は食べたい時に食べる」という人でも、ご心配なく。食べる時間を決めると（食べる量と共に）、あなたの空腹と満腹の感覚をもう一度考える助けになります。調査によれば、カラダは規則正しい食事のタイミングによって空腹を学ぶことができますし、過食をしにくくなります。

この宣言をする時に**注意したいのは、食事やおやつの間を4時間半より長く開けないこと**です。食事の間を3～4時間半までにすると、あなたはドカ食いやその逆に過度に食事量を減らすという衝動《しょうどう》から守られます。きちんと食べて満足して次の食事が来ることがはっきりしていれば、**誘惑のチャンスを狙っている糖質を避けることがずっと簡単になる**のです。

【宣言6】——私は、行き当たりばったりの食生活を卒業して、計画的な人になると宣言します。

新しい食生活を作ることに、意志力などほとんど関係ありません。重要なのはプランを立てることです。**調査によると、あなたがプランをもって面倒な状況に対処すると、行き当たりばったりで状況に対処する場合よりもずっと、一貫性をもって最後までやり通せることが分かっています。**なぜなら、実際にその状況になって対処できることなど、多くないことが分かっているからです。

特に糖質制限をする最初の66日間は、計画を立てれば立てるほどいいのです。あなたの暮らしにしっかりとした型を取り入れれば入れるほど、あなたの脳は新しい暮らしに適応しやすくなり、食べ物との長続きする良い関係を作りやすくなるのです。

何を食べるか、いつ食べるか、外食では何を食べるか、出先ではおやつや食事に何を食べるかを計画してもらいたいと思います。前もって、1週間の食事を計画する時に、いつ食料品の買い物に行くか、何を買うか、ネットでは何を買うか、などを計画し、さらにその準備プランを毎週いつつするかも計画してください。

エクササイズとその計画についての研究が示していますが、目標を定めて、いつ、どこで、どのようにエクササイズをすると計画した参加者は、目標にかなり近づきました。もちろん同様の効果が、ヘルシーな食事をして減量する食事計画でも言えます。

プランを考えるのは嫌いですか？　それでも構いません。計画するために計画そのものが大好きである必要はありません。そんなことを私が相談者に言ったら、快適さや安心感を持ってもらえました。そもそも私自身も、計画を立てるのは苦手ですし！

ただし、**ちょっとした計画によってこれから起こる明るい未来が見えます。また、こんなに集中して計画を立てる必要があるのは最初だけです。そう思えば、気持ち的にはラクに進められる**ものですよ。

【宣言7】——私は、愛と責任を持って、自分の体重を量ると宣言します。

私は、体重計のそばで一喜一憂する人たちを、これまでたくさん見てきました。体重測定の後で過食に走ったり、私の前で計量のために素っ裸になったり、何台もの高性能の体重計に何十万円も払ったり、来る日も来る日も悩んだり、色々な人たちを見ました。

でも実は、体重が減るのはあくまで結果であり、目標ではないのです。体重に集中しすぎることは、少しも減量の助けにならないのです。もっと良い方法を見つける必要があります。毎日体重を量ることは、減量と体重維持の助けになるというデータがあります。体重を定期的に量ることが、減量の助けになるということです。

一方で、あまりにも頻繁に体重を量ることは、過食や反対に食事を過度に減らすといった不健康な行動に結びつくのも事実。体重を量りすぎると、自尊心、気持ちの落ち込み、不安といったマイナスの影響があることも分かっています。

そこでまずは、あらかじめ決められた時間に体重を量ると決めます。月2回（1日と15日とか）、月1回（1日とか）、たとえ痩せたり太ったりしたと感じたとしても、スケジュールを守るようにします。この宣言の重要な点は、体重計の数字で自分を評価することではなく、自分にとって最適な健康状態に向かって進んでいるのを確認することなのです。

ついでに、**体重測定の条件はいつも同じにしましょう。例えば、何も食べないうちに、服を着ないで、同じ場所で、同じ時刻に、同じ体重計で量ります。**

砂糖や小麦粉などの糖質との虐待的な関係から自由になりたいという目標を思い出してください。あなたが体重計に夢中になってしまうと、またあなたの中で同じようなことが起こります。つまり、体重計があなたの価値を決め、長期的な目標に非常に有害なやり方で行動させて、数字に執着させることであなたから多くのものを奪うことになるのです。これ以上、修羅場を作るのはやめましょう。

もう一度繰り返します。**体重計は、あなたが正しい方向に進むための手助けにしかすぎません。決して、あなたの価値を決めるものではありません。**

第7章

調理は簡単！
食べていいものは意外に多い！
いいこと尽くめの食事プラン。

食べ物との新しい関係は、食べ物の話抜きにはできませんが、私たちは今まであなたが経験したどんな食との関係とも違う新しい関係を築くつもりです。すると安心感を持てるようになり、糖質がもたらす混乱やそれに伴う痛みを恐れることがなくなるでしょう。あなたは、体重を減らしながらも満腹感を感じることができるでしょう。もう空腹の犠牲者でも、流行のダイエットや糖質の人質でもなくなります。

今のあなたは、もしかすると糖質制限を死刑宣告のように思っているかもしれません。でも、そんなことは絶対ありません。まず、糖質制限をすると、脳や味蕾で全く新しい食べ物の世界を体験できるようになります。**脳がハイジャック状態から脱出すると、糖質が少ない食べ物でもとてもおいしく感じられるようになる**のです。しかも、美しい色彩で豊かな味の食べ物がたくさん、あなたの暮らしに入ってくるようになります。あなたは、自分がチーズとミートパティ（ハンバーガーの肉）を葉野菜で包んでバンズ抜きで食べるなんて、想像したことがあるでしょうか？　糖質制限しても、おいしい食べ物の選択肢は山のようにあるのです（インターネットで無限に出てきます！）。

あなたは糖質の奴隷時代、ある時は衝動的に食べ、ある時は厳しく制限して、体重の増減を繰り返すダイエットを続けていたでしょう。そんな生活は、あなたの食の基礎を完全に破壊してしまいました。そこで、しっかりとした基礎の上に立ち直す必要があります。**私の指導する〈RRP（食の再構築プラン）〉は、糖質の虐待的なサイクルからの脱出を助けるように考えられています。本物の空腹と満腹を感じる能力を持てるようになります。**そうなれば、常に何かもっと食べたいという欲望から解放されます。

まだ糖質と激しい苦闘を繰り広げていた頃は、少しでもたくさん食べることが私の目的でした。ところが、できるだけたくさん食べていたのに、決して十分に感じませんでした。昔の私は、お店で飲み物をオーダーする時、「バニラシロップ入りのカフェラテはLサイズにしますか？　それともLLサイズ？」と聞かれたら、「LLサイズ！」と即答したものです。だから、私は自分が糖質制限をして、ナッツとリンゴのおやつで満足して、カフェラテからバニラシロップを抜いても平気なことに驚いています。私が相談に乗った何千人もの人も、同じように自分たちの変化に驚いています。私は今では、食事にとても満腹感を感じて、お皿に食べ物を少し残すことさえあります！　10年経っても、まだ自分の変化が信じられない気分です。

あなたは食の基礎の再構築を、**まるで食事制限ダイエットのようだと感じるかもしれませんが、それは本当に最初だけだとお約束します。**これは、糖質中毒や肥満の速やかな解決に向かうための新しい考え方なのです。〈RRP〉はあなたを制限するのではなく、保護してくれます。

66日間の食事プランは、あなたの食の基礎を徹底的に再構築します。最終的な目標は、自分で回復に最適な食事プランを作成すること。私はトップクラスの栄養士で友人のニッキー・グランツと協力して、科学的に健康に良い栄養のある食を保証します。これは、出発点であると同時に再開地点でもあるので、もしあなたが道を外れそうになったら、戻ってくることができる場所です。

私はこれからあなたの〈RRP〉を一歩一歩じっくり検討していき、どうしてこのプランが作られたかの説明や、あなたが途中で抱きそうな質問に全部対処します。あなたが今までに取り組んだのに結局役に立たなかったダイエットとは違います。

さらに、どうしても糖質制限が難しい時のために第13章を作りましたので、自分のやるべきことを分かっていながらやりたくない時に参照してください。では、〈RRP〉を始めましょう！

食べ物を5種類に分けましょう

5つの食べ物のグループから、あなたの食事プランは構成されています。「タンパク質」「炭水化物」「脂肪」「果物」「野菜」です。

あなたは、砂糖や精製された炭水化物をテーブルから追放するなんてひどいと思っているかもしれませんが、実はそれはあなたにとって素晴らしい力になってくれます。時の経過とともに理解してもらえると思います。糖質制限によって、失うものより得るもののほうがずっと多いのです。

完全に糖質を断たなくても、実は大丈夫！

私は現実主義者です。食事に一切糖質がないようにするなんてありえないことも、しっかり理解しています。

そこで私は、**〈5番目の原材料ルール〉**を設けます。もし、**砂糖（とその類）や小麦粉などの精製炭水化物が「原材料表示」で5番目、もしくはそれ以降に登場する場合、その食品は食べてもOK**です。というのも、使用した原材料をすべて重量順に表示するのが原則であるから。

また、加工食品には「栄養成分表示」も義務付けられています。もし、**最初の4つの栄養素成分の中に「糖質」が出てきたら、その食品を食べないようにしましょう。5番目かそれ以降でしたら、大丈夫**です！

糖質が多い物以外は、基本、食べてよし

本書の食事プランの目的は、自由になること。あなたから何かを奪うことではありません。以前からダイエットのお供だったヨーグルト、ライ麦などのクリスプブレッド（食物繊維が豊富な薄いクラッカー状のパン。アマゾンなどネットショップ、輸入食材店で買える）、ツナ缶、チーズ、そうした食品は、もちろん食べてもＯＫです。

新しい食との関係では、糖質のかたまり（砂糖や精製炭水化物）を除いたあらゆる食べ物を食卓に復活させてください。

例えばカッテージチーズを、80年代の古臭いダイエット食品だと思うかもしれません。でも、糖質制限をして数週間したら、その淡白な味に魅了されるかもしれませんよ。朝、エゼキエルパン（発芽全粒小麦のパン）の薄いスライスにカッテージチーズをのせて食べたら最高ですし、午後のおやつにもカッテージチーズと果物にシナモンパウダーを一振りして、私は食べています。

脂肪は問題じゃない！

1980年代〜90年代は、低脂肪食品を大量に食べている人が多い時代でした。脂肪はいわれのない非難を受けてきましたが、実は**脂肪は、敵ではなくて隠れた味方**でもあるのです。私自身も、肥満対策のセラピストとしての長いキャリアのほとんどの期間、「脂肪が問題だ」と教わり、周囲にもそのように教えてきたのです。1960年代、ハーバード大学の科学者たちが砂糖産業から多額の献金を受けていたことが、心臓病の原因が脂肪になった理由のひとつとも言われています。

ある調査では、脂肪が糖質とは全く異なる影響をカラダに与えることが分かっています。**糖質は脳に、「食べ続けろ、満腹を感じるな」と信号を送りますが、脂肪は脳に的確な「停止」信号を送ります。**

とはいえ、気を付けてください。**脂肪が敵になる2つの場合があります。**まず、気を付けなければならないのは、自然界には存在しないような高脂肪・高糖質の加工食品です。でも、今後は糖質制限をするので、こんな心配はなくなります。

2つ目に注意すべきことは、脂肪のカロリー密度です。脂肪は少量でも高カロリーなので、**減量があなたにとって糖質制限の動機のひとつならば、脂肪の量にも気を配ってください。**ある研究によると、糖質は中毒的な過食の犯人ですが、同時に脂肪の過剰摂取も肥満に関与していることが分かっているのです。

「糖質制限＝炭水化物を一切断つ」ではない

私が糖質制限をして砂糖や精製炭水化物を食べないと言うと、みんな私が炭水化物を全く食べないと早合点《はやがてん》します。私に言わせると、炭水化物を全然食べないなんて、人生の値打ちがないし、持続可能な楽しい食との関係とは言えないでしょう。

すべての炭水化物が均一に作られているわけではないことを思い出してください。私の糖質制限では、炭水化物がむしろ毎食のプランの重要な一部になっています。炭水化物はとてもおいしいいし、エネルギーもくれます。

問題は炭水化物かどうかではなく、「スローカーブ」（体内でゆっくりと吸収される炭水化物）かどうかなのです。多くの人間と動物への研究から、果物、野菜、ナッツ、全粒の穀物は、ゆっくり消化吸収されるので、長く満足感が続き、脂肪の酸化（燃焼）が進んで減量を促進す

ることが報告されています。多くのダイエット経験者のようにインスリン抵抗性があっても、減量が促進します。

一方、小麦粉、加糖シリアル、白米、袋菓子のような加工食品の「ファーストカーブ」（体内で速く吸収される炭水化物）を食べると、インスリン抵抗性の人は2型糖尿病を発症しやすくなります。私たちは、それを絶対避けたいのです。

ただ、気を付けておきたいことは、〈RRP〉フレンドリーの炭水化物であるオートミール、玄米、その他の低糖質パンなどでも、一部の人にとっては食べると中毒につながることです。もしそういう場合は、その炭水化物は量をごく控えめにするかやめるようにしましょう。

果物も食べて大丈夫！

私が糖質制限に関してよく聞かれる質問に、「果物は食べていいの？」があります。果物は自然で栄養豊富でおいしくて、あなたの美しい人生の大切な構成要素です。

果物が糖の一種であるフルクトース（果糖）を大量に含むことは事実。けれどほとんどの場合、**果物はあなたの血糖にお菓子やアイスクリームのようには影響を与えません。これは、食物繊維のせいかもしれません。**果物は食物繊維が豊富です。食物繊維は血中への糖質の吸収スピードを抑えてインスリン値を落ち着かせる助けをします。

なお、バナナ、ブドウ、パイナップルといった果物は、油断大敵かもしれません。というのも、インスリン抵抗性のある人や完全に糖質中毒だった人の場合（調査や自分自身の経験から言えますが）、この手の特に糖質の高い果物は、過食のきっかけになりかねません。あなた自身が、どの果物が自分に最適か決めてください。

「どんな人にも、どこかにお似合いの相手（食べ物）がいるものよ」

レストランなどで、料理へのこだわりがある人たちと同席したことがありますか？「グルテン（小麦などの穀物に含まれるタンパク質の一種）が入っていたらダメ」「オムレツはオイル抜きで」「トーストなしでサラダをお願い（これは私！）」、「ヴィーガン（卵や乳製品を含めて動物性食品を食べない人たち）用のメニューはある？」「砂糖抜きのドレッシングはありますか？（これも私！）」。こんなことを、彼らは言います。

私の母は、かつて恋愛や結婚について語る時にいつも、「どんな人にも、どこかにお似合いの相手がいるものよ」と言ったものです。私たちは食べ物との関係でも、それぞれが様々なこだわりを持っています。制限、アレルギー、イデオロギー（信条）、それに好みなどが、私たち一人ひとりの食への旅をユニークなものにしています。
〈ＲＲＰ〉は、あなた独自の生き方を全力でサポートします。ヴィーガン、ベジタリアン（菜食主義者）、グルテンフリー、ペスクタリアン（魚菜食主義者）、チーズ好き、ヨーグルト嫌い──例を挙げればキリがない様々な必要や嗜好の持ち主の人々のために、たくさんの選択肢を考えています。要するに、誰でも自分の思いどおりに〈ＲＲＰ〉に参加できるのです。

なお、あなたがすでに特定の食品を除外するライフスタイルを実践している場合、糖質制限で砂糖と精製炭水化物まで抜くことを心配しているかもしれませんね。私のセラピストとしての経験上、砂糖と精製炭水化物を断つことを最優先した人たちは、彼ら自身が想像していた以上の解放感を得てきました。乳製品を食べなかった人がいましたが、〈ＲＲＰ〉を始めてから、サラダにチーズを入れてコーヒーにも牛乳を入れるようになりました。彼らは、以前より伸び伸びとして健康的に見えるようになりました。ヴィーガンの人の中には、一時的に卵や鮭を追加して食べてみて、自由になったと感じた人たちもいます。多くの問題にとって、砂糖と精製された炭水化物こそ真犯人である場合が多いのです。

もちろん、あなたが例えばナッツに「アレルギー」があるなら、ナッツはやめてください。けれど、**アレルギーでもないのに、自分の選択で多くの食材を避けているのなら、短期間でい**

いので、砂糖と精製炭水化物だけ抜く生活を試してみてはいかがでしょうか。

外食や冷凍食品、夜食を摂っても大丈夫！

もしあなたが伝統的なダイエットの本を読んだことがあれば、できるだけ健康的であるために、本格的な食事の支度をしてオーガニックフード（自然食品）だけを摂取して、サプリメントを摂り、定時に食事をすることなども重視しなければなりません。もちろん、まだまだ他にもやるべきことがあります。私はこれまでに、その種の本を本当にたくさん読みました。そして、冒頭の1、2章を読んだところでイライラしたものです。

ルールや規制が多すぎて、3章まで読まないうちに脳が「プログラム終了」をしてしまいます。さらに悪いことに、ダイエットを諦めてアイスクリームをドカ食いする結果になります。良い提案や助言も、自分たちの生活に組み込めないことには役に立ちません。

私の考え方は、伝統的なダイエット本とは違います。私たちがよく遭遇する問題は、完ぺきへの強いこだわりです。私はあなたに、自分の人生に合わせて現実的になること、害を最小にすること、そして何より自由になることを重視してほしいのです。おもしろいことに、この考え方は他の考え方より人々が健康の目標に近づく助けになることが分かりました。

〈RRP〉のプログラムを成功させるためには、最高品質の果物や野菜を購入して、毎週食事の支度をしなければならないと誤解する人たちがいます。それは、全くのデタラメです。成功はあくまで、砂糖と精製炭水化物を断てるかの1点だけ。外食しても、安価な食べ物を食べても（ファーストフードでも冷凍食品でも）、有機野菜を購入しなくても、夜11時に食事しても……、健康的で幸せな人生を送れます。そうした行動は私たちの健康にとって完ぺきに理想的とは言えないかもしれません。けれど、それでも私たちが糖質に依存していた時よりも健康にずっと良いのです。

要するに、**「何もしないより、何か行動に移すほうがいい」**のです。そして、その行動は、あなたをさらなる高みへと導いてくれます。とりあえず、今いる場所から始めましょう。そうすれば自然に他のこともうまくいくでしょう。

1日に、3回の食事と1回のおやつが理想

「宣言5：私は、3〜4時間半ごとに食べる、と宣言します。」のルールを守って、私はあなたに**3回の食事と1回のおやつを摂るプランを提案します。**経験上、1日4回の摂食は、新陳代

謝を高めて減量を促進しながらも、生活の負担になるほどの食事回数でもありません。**4回の食事の形態はあなたに任せます。**「朝食、ランチ、おやつ、メインとなる夕食」でもいいですし、「メインとなる朝食、おやつ、ランチ、夕食」でも結構です。あなたの生活にしっくりと収まって、長続きすることが肝心です。ですから組み合わせ方は、自分のライフスタイルによって決まります。

空腹感に関連して、夜中の食事についてちょっと一言。私たちの大多数にとって、夜間は「魔の刻」です。外はとても静まりかえっているのに、頭の中は様々な問題で落ち着かなくなる時があります。すると概して、糖質や食べ物の力を借りて、頭の中の雑念を消す習慣になっていたことでしょう。糖質同様、夜食癖はあなたの心の痛みを一時的にマヒさせるだけで、翌朝になると後悔や落ち込みがあなたを襲います。私も元は夜食常習者でした。

でも私が指導する人のほぼ全員が、夜中に現れて「さあ何か食べよう」とけしかける小鬼にさよならしました。新しい食との関係のために、夜食の習慣を断つことも推奨します。まず、**1日の食事を終える時間をきちんと決めましょう。**最初はとても難しく思えるかもしれません。キッチンから離れて、寝室に入ってドアにカギを閉める必要があるかも……。**経験上、夜食抜きを定着させるには、「3日間連続」で夜食抜きをするのが効果的**です。もし小鬼が戻ってきた時には、その挑戦を繰り返ししましょう。

また、仲間からのサポートを得るのも手です。かつて私は、夜になると糖質制限仲間に、「キッチンは閉店しました！」とか「キッチンは明日の朝まで開かない魔法のカギがかかっています！」などと楽しいメールをして、自分にもおまじないをかけたものでした。

計量カップとキッチンスケールを使うのは、最初のうちだけ

〈宣言4〉は、「私は、食事量に気を配ることを宣言します。」でした。過食で増えた体重を落とすことは、糖質との破壊的な関係を断つことの中でも重要な部分です。糖質だけでなくどんな種類の食べ物でも、過食は充実した人生の実現を難しくします。ですから、このプログラムはあなたの食べる分量に制限を設けます。

多くのダイエットプログラムでは、食べる分量に制限を設けていません。もちろん、500gのドーナツより500gのリンゴのほうがましです。けれど、無制限に食べることは、あなたの目や胃が健康的な1人分の食べ物を学ぶ助けになりません。無制限に食べている限り、「食べ物がまだ主導権を握っている」のです。

そういうわけで、食べる物の量をできるかぎり正確に把握するようにお願いします。計量

カップとキッチンスケールを持ち出してください。これは最初の間だけで大丈夫。だんだん憶えてきますし、勘がついてきますから、永遠に続けなくて問題ありません。

カロリー計算に走るのも、考えもの

「すべての炭水化物が均一に作られているわけではない」のと同じように、すべてのカロリーも均一に作られているわけではありません。あなたがまだ古い栄養学の「カロリー計算」の考えでいるなら、基本ソフトをアップデートする必要があります。

シンプルに説明するのは難しいですが、最新の調査によると、食べ物はそれぞれで異なる影響をカラダに与えることが分かっています。空腹感や満腹感などを支配するホルモン、新陳代謝、消化のそれぞれに対しても、異なる影響を与えます。

糖質はあなたの食欲を増進させて、カラダに体重をため込むように指示しますが、タンパク質のように満腹感を大きくして、減量を進めるものもあります。

同じように、すべてのカロリーが作られているわけでは全くありません。カロリー計算は、ダイエットの修羅場やトラウマの真犯人のひとりです。あなたはまだ、1日に必要なカロリーを気にしているかもしれません。そんな足し算・引き算ばかりをすることは、充実した美しい人生を台無しにします。

しかし、そうは言ってもカロリーの密度の高い物に関しては「カロリーの代償」を知ることも必要です。減量においては、カロリーを少なく食べることも必要であることが、科学的に証明されていますから。

結局何が言いたいのかというと、カロリーの数値を知ることは大切ですが、数値がある基準値を超えたら即アウトなど、数値がすべてであるというわけではないことです。

食べ物で埋め尽くされていたスペースを、精神的な幸せで埋め尽くせ！

新しい食べ方を実践する時が、いよいよやって来ました。食の基礎を修正して再構築したら、楽しい人生の始まりです。以前はケーキや中華料理のために予約されていたスペースを、新しい経験、喜び、お楽しみ、趣味などでいっぱいにするのです。そして何より、基礎が盤石になったら、あなたは一番大事な人との最善の関係を作りはじめるのです。そう、それはあなた自身との関係です！

3日だけやってみるのが長続きするコツ

最初はぎこちなくて当然ですから、まずは3日間始めてみましょう。

なぜ3日？　それは、最初から1週間のプランを立ててもらうのは、大変だと思うからです。

3日も続けたら、もう3日続ける気になるくらい希望を感じられることでしょう。このプランを小さく始めて、大きく育ててほしいのです！　でもあなたが1週間のプランを立てたいのなら、好きなようにやっていいですよ。さあ、始めましょう！

7つの宣言を確認

第6章のp91に戻り、7つの宣言を再確認して、たとえ完ぺきな形で達成できなくてもいいので、真剣に宣言を守ると誓います。誤解のないように言うと、私はもちろんあなたが7つの宣言をすべて例外なく受け入れて、まじめにやれると信じています。

第2章の〈断糖宣言〉（P40）にも戻って、最後まで諦めないことを確認します。逃げちゃダメですよ！　行動が、あなたの思考を説得する最高の手段だということを、思い出してください。今こそ、その行動の時です！

ここからしばらく、私たちは食べ物に重点的に取り組みます。〈宣言6〉の「私は、行きあたりばったりの食生活を卒業して、計画的な人になると宣言します。」を憶えていますよね？　これが重要なポイントになります。これから私たちは、基本となる食の土台を設けて、糖質制限がソフトランディングできるようにします。

そのために、以下を実践してください。

▽計画する——最初の3日間、何を食べたいですか？

本章の最後に〈はじめてのRRPレシピ〉（P136〜）を作ったので、最初の数日はそれに従ってください。とにかく簡単に作れることを目指しましたので。

ただ、大変だと思って不安なら、最初の週は同じものを繰り返しても問題ありません。頑張ってカッコイイ料理を作る必要はありません。サバイバルできればいいのです。

ただ、日が経つにつれて頭や心が癒されて、思い切って食事プランに何か新しいことを加えたくなることも多いもの。そうなったら、しめたもの。巻末の【付録B】（P253〜）を参考に、いろんな料理に挑戦してください！

▽書く――何を食べるか決めて、書いてみます。

ちょっと時間をとって必要な食材をすべて書き出し、入手場所も書きます。必要な道具も書きます。食品保存容器、素敵なナイフセット、必要なら野菜を切る道具（野菜カッター、スライサーなど）、もちろんキッチンスケールや計量カップも。

▽捨てる――いよいよ実践です。

まず、2つのことをお願いします。最初に、あなたが糖質制限を始めることを誰かに言いましょう。ひとりだけでも結構です。第9章で詳しく説明しますが、長続きする成功のためには人とのつながりが重要なのです。

次に、あなたの家を安全な場所にする必要があります。あなたには子どもやルームメイトなどがいるかもしれません。その人たちは、糖質との関係があなたのように障害になっていないかもしれません。彼らのてまえ、家の中から禁止の食料品を一掃できないかもしれません。でも、もしできるならやってください！　そのほうが短期的にも長期的にも、生活がずっとラクになります。

自分に害があると知っていても、あなたがどうしても誘惑されてしまう食品には、目の前から消えてもらうしかありません。私にとって、それは甘いグラノーラ、スコーン、ショートブレッド、フランスパンなどです。一方でダークチョコレート、チーズのスナック菓子、パイなどには私は関心がないので、家族にその辺に置いていいよと言っています。

▽読む――本書を最後まで読みます。

もし今ここで本書を読むのをやめたら、あなたはすぐに糖質制限を始めるものの、あっという間に糖質制限をやめるでしょう。そして、良い結果になることはありません。本書を最後まで読めば、あなたは食との関係の作り方を深く知ることができ、あなたの人生は変わります。

▽リラックスする――疲れや怒りを乗り越えます。

糖質制限の実践に入ると、あなたはちょっと疲れを感じるかもしれません。悲しみ、疲労、怒りなどもあるかもしれません（第11章に詳細を載せます）。でもこれは、正常な反応です。ですから、できる限り今週はゆっくり過ごしてください。もしそれが無理なら、自分自身にできるだけ優しくしてください。

次に掲載されている〈はじめてのＲＲＰレシピ〉と巻末の【付録Ｂ】（Ｐ２５３～）の〈ＲＲＰレシピ〉は、あなたが毎日の食事を構成するヒントになります。

〈RRPレシピ〉は食事とおやつのあらゆる選択肢を深く追求したものです。【付録B】には、〈RRPレシピ〉の詳しい紹介ともっとたくさんの簡単な食事のアイデアが掲載されています。

〈はじめてのRRPレシピ〉

次の食事はあくまで参考例で、必ず食べなければならないものではありません。もし食べたくなければ、【付録B】の〈RRPレシピ〉に直行して、あなたに合うものを見つけてください！　※色々な食品の1盛りの分量は、【付録B】にあります。

朝食のアイデア

(A) タンパク質2盛り＋炭水化物1盛り＋果物か脂肪1盛り

- 卵2個（好きな調理法で！）
- 低糖質パン1枚（※パンは調理された玄米、オートミール、オートブラン、キヌアなど1／2カップと交換可）
- ベリー3／4カップ（または、中型のアボカド1／3個）

(B)タンパク質2盛り+炭水化物2盛り

- 無糖アーモンドバター（またはピーナッツバター）大さじ2
- 低糖質パン2枚のトースト

(C)タンパク質3盛り+炭水化物か果物1盛り

- 卵3個（好きな調理法で！）
- 低糖質パン1枚、またはリンゴ1個（約170グラム）

ランチのアイデア

(A)タンパク質3〜5盛り+炭水化物1盛り+脂肪1盛り+野菜

- ツナ（約170g、ツナ缶なら大1個）
- 低糖質パン1枚
- マヨネーズ大さじ1、レタス、トマト

（B）タンパク質3盛り＋炭水化物1〜2盛り＋脂肪1盛り＋野菜

- 鶏のむね肉（約170g）（コンビニの「サラダチキン」なら約115〜150g）
- 玄米と豆1／2〜2／3カップ
- 中型のアボカド1／3個
- トマトのざく切り

（C）タンパク質3〜5盛り＋脂肪2盛り＋野菜

- 鮭（約150g）
- 無糖シーザードレッシングまたはマヨネーズ大さじ2
- レタス2カップ

おやつのアイデア

（A）タンパク質2盛り＋果物や野菜1盛り

- 無糖ヨーグルト1カップとリンゴ1個のざく切り、シナモン
- 低脂肪スティックチーズ2本とバナナ85g（中型1／2本）

(B)脂肪2盛り+野菜

- グアカモーレ（アボカドをつぶして作るメキシカンディップ、「ワカモレ」などとも呼ばれる）大さじ2
- ニンジンスティック1カップ

(C)タンパク質2盛り+炭水化物1盛り

- ピーナッツバター大さじ2
- 低糖質パン1枚

夕食のアイデア

(A)タンパク質3〜5盛り+炭水化物1盛り+脂肪1盛り+野菜

- 焼いた鶏のもも肉（約140g）
- 小さいサツマイモ1個（約110g）
- バター大さじ1
- 蒸し野菜

（B）タンパク質3盛り＋炭水化物1～2盛り＋脂肪1盛り＋野菜

- フィッシュタコスの皮なし（170gの白身魚、玄米ご飯1／2カップ、無糖ランチドレッシング大さじ1、レタスの千切り、トマト、玉ねぎ）

（C）タンパク質3～5盛り＋脂肪2盛り＋野菜

- 牛肉のミンチ（85～140g）をオリーブオイル大さじ1で炒めて、トマトソースを絡める
- サワークリーム大さじ3とズードル（ズッキーニを細切りにしてパスタのようにして食べる料理）と牛肉のトマトソースをあえて食べる

第8章

糖質の誘惑を
撃退するのは実は簡単。

何かと決別することは、簡単なことではありません。そこで私たちは、これまで見逃されていた糖質依存の肝心の原因に取り組む必要があります。

その原因とは、ズバリ「人生」。人生は困難になることがあります。そんな時、定番の対応は糖質に頼ることでした。そして、いつも悪循環に陥っていたのです。その結果、糖質はあなたの力を全部奪い、あなたに自分は弱くて糖質なしではやっていけない人間なのだと信じさせていました。

けれど、本当のあなたは決して弱くはありません。**あなたは糖質に依存していただけであり、自分の本質的な強さを忘れていただけ**です。

糖質の誘惑は、30分経てば消える

糖質への渇望は、とても恐ろしいもの。悪魔が取り付いて「今すぐ食べるんだ！」と命じているようです。ところが、嬉しいことに真実はそうではないのです。

調査によると、**永遠に続くように感じられる糖質への渇望は、実際は一時的なもの。30分以上続くことは、めったにありません。**私たちがすべきことは、時間が過ぎるのを待つ方法を習得することだったのです。

糖質への渇望は、糖質を摂れば摂るほど強くなり、炎にガソリンを注ぐようなもの。私たちは頭に浮かぶ思いを抑えることはできませんが、行動は抑えられるのです。今すぐ食べたいという衝動を感じたからといって、すぐにそうする必要はありません。衝動的に行動する頻度が減れば減るほど、脳は渇望しても糖質たっぷりの食べ物を得る結果にならないこと、つまりドーパミン（快感、多幸感、意欲を感じさせる機能を担う脳内物質）の急上昇につながらないことを学びます。

あなたは「そんなの無理よ」と言うかもしれませんが、非難するのはまず試してからにしてください！

かつて私のセラピストが、私に食べ物への渇望を乗り切るように励まし、「帰宅した人がみんな、冷蔵庫の中身を全部食べるとは限らないのよ」と言いました。彼女は「帰宅した人は、パジャマを着て、顔を洗い、テレビを観るでしょ」と言いました。私はその晩、悪魔の誘惑を恐れながら帰宅しました。家に着いても、台所の戸棚を避けて、まるで兵士のように寝室に直行して、パジャマを着て顔を洗い、テレビを観ながらいつのまにか寝ました。糖質の力を借りずに眠りについたのです。それは10年以上前のことですが、私はまだその時のことをはっきりと憶えています。私が初めて食べ物に挑んで勝った日のことだからです。

すべての挑戦がこんなに順調に進むわけではありません。けれど、糖質に降参しないことによって、やがて私は自分の渇望の克服がかなり簡単になってきたことが分かりました。「うらやましいわ。あなたはすごいわね。衝動に打ち勝てるなんて。でも、私はダメ」と言う声が聞こえます。けれど、「渇望は命令ではない」のです。この言葉を信じられないかもしれませんが、あなたはこの言葉を現実にできるのです。**私たちが渇望する食べ物を食べる回数を減らすと、その食べ物への渇望が減るという調査結果もある**くらいです。

糖質を摂ると脳がマヒする

あなたは、ほんの少しでも不安を感じると、糖質に頼ってきました。例えば昇進がままならないからと、ケーキやアイスクリームをドカ食いして憂《う》さ晴らしをします。これらはすべて、不安感からの逃避なのです。

とはいえ感情は、人間にとって大切なもので、私たちのサバイバルにとって不可欠です。感情は事態が良い時、安全な時、私たちに教えてくれます。その逆の事態なら、感情は私たちを阻止して守ってくれます。けれど人生への対処に食べ物を使うと、あなたは感情のシステムが狂ってしまい、大切な任務を果たすことが不可能になります。

最悪なのは、**糖質が人の感情をマヒさせている時に喜びを感じる力も奪う**ことです。脳はボーッとした（マヒした）状態にされると、ネガティブに落ち込むこともない代わり、ポジティブにもなれないのです。

本物の感情を持つことを学ぶのが、重要なのです。感情は永遠に続くように思えますが、実は思っているほど長くは続きません。不快な気分が長く激しく続く時には、それを小さくするための健康的なテクニックがあります。**瞑想《めいそう》する、気を散らせる、気を静める**などです（これらのテクニックについては、次の第9章で詳しく説明します）。

食べ物を使って自分自身をマヒさせることをやめると、一時的に不快な感情が沸き上がることがあります。それはまるで、詰まっていたサビた蛇口を開けたようなもの。最初は暗褐色の悪臭を伴う水が噴《ふ》き出してきますが、やがて透き通った水が流れます。糖質制限をして数週間は、暗褐色の悪臭を放つかもしれません。でも、その困難な時期をくぐり抜けると、糖質に依存していた頃よりずっと純粋で前向きな気持ちを感じるようになるでしょう。

セラピーなど外部の力を借りるのもよい

感情は、時間の経過とともに必ず通り過ぎていきます。とはいえ糖質は、あなたが予想する以上の感情を突き付けてくる可能性もあります。

あなたはこうした問題をやりくりするために、自分を癒すために追加のサポートも欲しいかもしれません。外部のサポートとして、個人やグループのセラピーなどもありますので、場合によってはこれらを活用するのもいいでしょう。

意外なようで効果てきめんの糖質対策

テクニックくらいで、糖質制限が本当にできるの？と、私は思っていました。けれど私の考え方は、敬愛する師のひとりである、心理学者のマーシャ・リネハン博士のトレーニングを受けてから変わりました。リネハン博士は、〈弁証法的行動療法（DBT）〉を開発しました。これは認知行動療法の一種で、エビデンスがある数少ない療法のひとつです。DBTで、自殺を70％の割合で思いとどまらせられたことが報告されています。依存症と摂食障害にも、驚くべき効果を上げていることが明らかになっています。

私を変えたのは、リネハン博士が講義で教えてくれた次の言葉でした。「苦痛への耐性は、少なくとも短期的には、自分を変えるために不可欠です。苦痛への耐性がなければ、衝動的な行動が、望ましい変化を起こすための努力を邪魔します」。

リネハン博士は控えめな言葉を使いません。これは、「良い時でも悪い時でも、食べ物があなたをホッとさせる選択肢としてテーブルの上にある間は、あなたが実際に変化を起こすことは不可能だろう」ということを、学者らしい言葉で言っているのです。テクニックがあっても、油断の気持ちがある間はうまくいかないのであり、これを肝に銘じることで、テクニックにもようやく頼ることができるんだ、と。

これは、すべての食べ物について言えます。もしニンジンを食べるか音楽を聞くかの選択肢があれば、私はいつもニンジンをかじるほうに行く人間です。ニンジンはリンゴになり、プロティンバーになり、チョコバーになり、つまり色々な食べ物につながっていきます。ですから、すべての食べ物が選択肢から取り除かれる必要があります。依存症からの回復のグループでは、「何かを変えなければ、何も変わらない」と言います。私たちは今、食べ物とあなたの関わり方のすべてを変えようとしているのです。

お風呂に浸かるだけでも、糖質の誘惑を断ちきれる

苦しい時、お風呂にゆっくり浸かることを勧めたとしても、「そんなの、糖質の魅力とは比べ物にならない」と言う糖質依存の人もいます。でも、これから紹介するテクニックであなた

は、現状を悪化させることなく、その瞬間に耐えるサポートを作れます。

本書のテクニックを使えば、糖質依存が続く30分を切り抜けるための時間かせぎの助けになり、あなたが糖質に「ダメ」という最良の判断を下すゆとりができます。

第9章

応急処置が可能な〈緊急用テクニック〉と予防策となる〈長期用テクニック〉で糖質を撃退！

これからご紹介するテクニックで、あなたの心を消耗させて悪循環に陥れていた糖質から逃れることができます。これで、ぽっかりと穴が空いているように感じられた心を食べ物で満たすなんてことを、もうしないで済むのです。

糖質制限に挑んできた人ほど、効果を疑ってしまうもの

仕事の初期に私は、長くダイエットと戦ってきたベティーのカウンセリングをしました。彼女は、夜食がやめられませんでした。家にひとりでいると孤独な気分でいっぱいになって、心の安らぎを求めてキッチンのクッキーの誘いに乗ってしまい、朝になると昨晩以上にひどい気分で目覚めるのが常でした。

私はベティーに、夜の気分転換を見つけるといいかもしれないと提案しました。温かいお風呂やバブルバス、ハンドマッサージ、テレビを観るなどです。ところがベティーは、まるで猛獣みたいに怒ってしまいました。「えっ、バブルバスですって？　冗談……！　あなたは私の問題をこれほど理解しておきながら、こんなことで治ると思っているの!?」怒りに任せてコートを取り、彼女はそれを着始めました。私は彼女を見て、穏やかに言いました。「ベティー、あなたはバブルバスを試したことがあるの？　バブルバスはあなたの心の痛みを癒すという調

査結果があるのよ」。彼女は驚いたように私を見て、言いました。「いいえ、ないわ。詳しく教えて」彼女はコートを置きました。

ベティーのようなエピソードは、誰もが一度や二度、きっとあると思います。糖質制限をしたことがあればあるほど、ベティーと同じような態度をとると思います。かくいう私は、疑い深いタイプの人間だったのでもっとひどかったのです。

テクニックは使えば使うほど、その魅力にとりつかれる

あなたは今、新しい考え方と生き方を受け入れなければなりません。食べ物はもうそれほど魅力的ではないのです。もう興奮や冒険の気分をもたらしてはくれません。糖質があなたの人生に持っていた支配力を取り除けば、自分の現実の人生から興奮や喜びを受け取ることができるでしょう。しかも、持続する贈り物です。

とはいえ、テクニックを使うには多少は努力も要します。最初は色々な新しいテクニックを魅力的に感じないでしょう。けれどやがて、テクニックを駆使して実行するうちに、あなたは自分が目を輝かせながら人生を悠々と自由に向かって歩いている姿に気付くでしょう。

強い糖質依存に陥る前に使うのがコツ

糖質たっぷりの食べ物に執着するという火事になってからだと、テクニックに頼るのはかなり難しくなります。まず、余裕がある時にテクニックの使い方を学ばないといけません。ですから、テクニックはどんどん試してみてしばらく付き合ってみることが、糖質制限を成功へと導きます。テクニックはかけ合わせることで、より強固になることもあります。1＋1＝2ではなく3になるなど。

さあ、それでは様々なテクニックと付き合ってみましょう。毎週、新しいものをいくつか試してみて、自分に有効なものを見つけるのです！

テクニックは多く知るほど有利になる

私は、あなたに充実したテクニックの数々を持ってほしいのですが、あまり大量のテクニックを一度に紹介してあなたを圧倒したくもないので、本書の付録としてたくさんのテクニックを紹介する【付録A】テクニックリスト（P247〜）を作りました。この付録は、あなたが試したテクニックを記録する助けになって、好きかどうか、再度試したいかどうかなどを簡単にチェックできるようになっています。

結局のところ、テクニックは多ければ多いほうがいいのです。たくさん試して、好きなテクニックをいっぱいストックしてください！

テクニックには〈応急処置〉と〈予防策〉の2種類がある

さあ、テクニックについてしっかり研究していきましょう。テクニックには、2種類あります。

〈緊急用テクニック〉——人生があなたをたたきのめしているけど、糖質に頼って状況をさらに悪くしたくない時のためのテクニックです。いわば、応急処置や対処療法。

〈長期用テクニック〉——周囲の人たちからもうらやまれるような安定したインフラを造るテクニックです！　このテクニックを使えば、あなたの頭、カラダ、心を強くするだけでなく、柔軟な回復力がついて、いつでも最高の自分になれるでしょう。予防策のようなものですね。

第6章の「7つの宣言」の〈宣言1〉「私は、柔軟な心を持つと宣言します。」を思い出してください。新しいことをしようとすると、積極的な人でも臆病になりがちです。テクニックを使うためには、テクニックがどのように自分の助けになるか理解する必要があります。何度も言いますが、実際に試してみるまで非難をするのはやめましょう。

〈緊急用テクニック〉

誰でも緊張して不快な感情を持つ時もあるでしょう。そんな時、強い食欲の引き金が引かれるかもしれません。もしあなたのワンパターンの反応が糖質に依存することなら、今すぐ〈緊急用テクニック〉を使わなければなりません！

「物事には必ず終わりがある」を思い出せ

不安感は様々な形や大きさでやってきます。そんな時は、次のように考えればいいのです。

「物事には必ず終わりがある」

古い格言かもしれませんが、効果はあります。その不安感が永遠に続くことはありません。こうして立ち直る力が獲得できるのです。**衝動や激しい感情は一時的なものなので、必ず過ぎ去ります。**あなたの目標はそれらを無理やり追い払うことではなく、あなたの気持ちをそらす方法を見つけて、衝動が勝手な振る舞いをしている間、耐えられるようになることです。

口に入れるもの以外なら、何でも使える！

ひとりぼっちの時に不安な気分になると、とても暗く荒れた状況になりやすいでしょう。そして糖質があなたに近づき、糖質以外に状況を打破するものがないと思ってしまいます。でもそれは、全くの間違いだと気付いてください。こんな時こそ、**「気を散らすこと」が最適**です。気を散らすというテクニックは、私たちが赤ん坊の頃から親しんだもの。泣いたり怒ったりしている子どもが、親の冗談で突然ニッコリしたり、くすぐられてクックッと笑う姿を思い出してください。私たちは大人ですが、この子ども時代の経験を再現することができます。

不快感の元以外のどこかに意識を集中させて、少しでもラクに不快感を通過させるのです。新しいミステリー小説に没頭するとかでもいいの？　素晴らしい！　お茶を一杯飲みますか？　それもいいですよね。

私の場合は、洗面所で休息を取ります。とても冷たい水か熱いお湯で、顔を勢いよく洗います。こうすると、ほとんどいつも、私はそれまでより頭をスッキリとさせて元の場所に戻れます。

気を散らす方法は山のようにあります。テレビのシリーズを観る、編み物をする、グーグルで何かを検索して調べ物にハマる、音楽を聴く、音楽に合わせて踊る、外を散歩する、親友の近況を確認する。口に入れるもの以外の、あなたの頭やカラダを占領するものなら何でもいいのです。

誰かといる時でもできる、何も用意しないでできるテクニック

誰かと一緒にいる時は、できることが限られてしまいます。例えばビジネス・ミーティングの最中に目に入るテーブルのドーナツを見ないようにするのは難しく、気を散らすために水彩画を描いたりスマホでゲームを始めたりするわけにもいきません。

でも心配はご無用。解決できます！　他の人と一緒にいる時でも使用可能なテクニックがあります。**「想像力」こそ、こんな場合の最高の道具**なのです。

ボクサー、ランナー、サッカー選手、体操選手といったスポーツの強豪選手……、みんなうまく障害となるものを乗り越えるために、このテクニックを使っています。彼らは、**理想のパフォーマンスを思い浮かべます。**いい試合の運び方をして、きれいな勝ち方をして、最後はライバルと握手《あくしゅ》を交わすといったことなどです。スポーツではなく、先ほどの会議室のドーナツでしたら、食べないでミーティングを終わることを想像するだけでいいのです。

好きなものを思い浮かべるのも効果的。澄《す》み渡るようなエメラルドグリーンの海、雄大な山々の風景なんていいですね。好きな人物や動物の姿でも構いません。

優しいイメージの癒しこそ、強い効果がある

癒しになるものが効果的です。私たちの感覚はとても受容力があることも報告されています。セルフ・マッサージをする、音楽を聴く、お茶を楽しむ、熱いシャワーか優雅なバブルバスを楽しむ、加重ブランケットを使う、エッセンシャルオイルを使う、家で美顔術（フェイシャルトリートメント）をする、花の香りをかぐ、ペットやパートナーとイチャイチャする、美しいアートを鑑賞する、キャンドルの灯をつける、ストレスボールをぎゅっと握る、公園や自然の中を散歩する……、こんなふうに食べ物なしにして生活の主導権を握ると、あなたには落ち

着いて新しいことに挑戦する余裕と時間ができるのです。

継続してハマってしまうものこそお勧め!

バスボム(お湯に入れると発泡する入浴剤)と塗り絵にのめり込んだ人もいますし、ポッドキャスト通になった人やYouTubeで愉快な動画を探すのにハマった人もいます。私の場合は、Spotify(音楽ストリーミングサービス)の熱心なリスナーで、ネックレス作り、入浴、お茶も好きですし、色々なテクニックをできる限りうまく使うことに夢中です!

額や首の冷却、腹式呼吸が最強のテクニック

あなたは自分の感情を管理するために、ストレスボール以上のものを必要とすることが必ずあるでしょう。とても激しい不安は、脳やカラダを過度に働かせて、あなたに闘争迷走反応(ストレスのかかる事態に対処するための自律神経系の働き)を起こさせます。脳は停止して、カラダが優位に立ちます。こうした非常時に塗り絵をしても、糖質による呪縛から逃れるのは困難を極めます。

その時は本能が中心になっているので、副交感神経系（心身を鎮静《ちんせい》状態に導く神経系）を活性化するテクニックに頼る必要があり、血圧と心拍を抑えるホルモンを分泌するように働きかけることになります。

こんな時のための**絶対確実なテクニックは、「冷たさ」を使うこと。**私のオフィスの冷蔵庫には、誰もがいつでも落ち着けるように、アイスパックがいっぱい入っています。アイスパックを額、首、瞼《まぶた》などに押しつけると、「水に飛び込んだような反応」を作ります。血流が脳や心臓に急行し、呼吸や心拍は遅くなります。極度の低温があなたの注意をあちこちに引きつけ、興奮状態の感情を減速させます。

もしこの方法が有効でなければ、**腹式呼吸（横隔膜呼吸）や漸進的筋《ぜんしんてききん》弛緩法《しかんほう》（筋肉の緊張と弛緩（ゆるめること）を繰り返してカラダをリラックスさせる体操）があります。**どちらも副交感神経系を活性化させる素晴らしいテクニックです。

トラウマの治療が必要な場合もある

もし、ここで紹介したテクニックが効果をさほど出していないように感じるならば、トラウマが問題かもしれません。その場合、ＥＭＤＲ（心理療法の一種）など科学的根拠に基づくトラウマの治療を検討するべきかもしれません。

〈長期用テクニック〉

〈緊急用テクニック〉は糖質の誘惑をすぐにでも断つ方法ですが、〈長期用テクニック〉はあなたが食との新しい関係の基礎を強化するのを助けます。両方のテクニックを日常生活に組み込んでいけばいくほど、あなたの食との関係はバランスの取れたものになっていくでしょう。〈緊急用テクニック〉は乾電池のような役目を務め、あなたが今必要な瞬間的なエネルギーをくれます。一方で、普段の電力で不足が起きないようにするためのものが〈長期用テクニック〉となります。

一人の子どもを育てるには、村全体が協力しなければならない

人間関係を構築することが、すべての〈長期用テクニック〉の中で最も重要かもしれません。ただ重要なだけではなく、新しい食との関係にとって根本的なものです。これは私の意見であるだけでなく、調査によっても、食の問題には人間関係の欠如との関連が見られることが分

かっています。

これに関して、ある研究の実験で、マウスたちはケージ（籠）に個々に隔離されて入れられて、水かヘロイン入りの水を選べるようになっていました。隔離された場合、マウスたちは毎回ヘロイン入りの水を選びました。再度行われた実験では、マウスたちは公園に他のマウスと一緒に連れてかれました。孤立していた前回に比べると、ヘロイン入りの水を選ぶことが激減したのです。マウスと同じように人間にとっても、孤立は糖質への依存、悲観的な態度、自己嫌悪などが増殖する絶好の場になります。

人間はつまるところ、群れで暮らすように作られた動物なのです。共同体とのつながりは、生存にとって不可欠な部分なのです。それなしに、人は繁栄できません。共同体とのつながりが、人に愛情、喜び、楽しみを与えてくれるのです。私たち人間が、アイスクリームやピザやワインで常に満たそうとしているものも、その感覚なのです。さらに言えば、**人が自分より大きな何か（共同体など）の一部なのだとつながりを感じる時、糖質や薬物などに依存する必要が少なくなります。**

結局のところ、一人の子どもを育てるには村全体が協力しなければならないのです。そして、**あなたが参加できる村は外にありますし、あなた自身が村を作ることも可能です。**つながりにはあらゆる形や規模があります。**家族、友人、さらには悩み・関心・情熱・楽しみ・趣味・宗教やスピリチュアルな信念を共有する人たちの共同体などもあります。**

人と十分につながっていないのなら、あなたの問題は解決可能なものです。私は今まで、誰かが自分は支援を受けすぎているとか、自分への応援が多すぎるとか、自分は愛されすぎていると不満を言うのを、聞いたことがありません。ですから、あなたも外に出て、自分がつながることができる人を見つけましょう。この〈長期用テクニック〉を作るために、あなたには、勇気を出して迅速に動いてほしいと思います。

メールや日記で感謝を綴ることも推奨

感謝を行動に示すことは、新しいつながりに絶対必要な要素です。ある調査では、感謝が人生をより崇高な満足につなげて、人を肯定的でたくましくし、良好な食との関係を持てるようになると報告しています。また、感謝は肉体的な健康にもとてもよく、睡眠の質を上げて肉体の病も軽くすることが分かっています。

感謝は簡単にできます。毎日親友にメールを送れば、向こうからもメールが届くようになるので、感謝をし合うことになり、人とのつながりも強くします。ＬＩＮＥなどＳＮＳを使うのもいいでしょう。**ひとりでできることもあり、例えば日記で感謝を綴ること**です。

ある研究によれば、**祈りの言葉をつぶやいたり瞑想したりすることも、一日中感謝の気持ちを感じさせてくれる**ことが分かっています。それ以外にも、祈りの言葉は不安や落ち込みを軽減し、免疫システムの機能を向上させ、自制心を高めることが分かっています。

祈りは、別に宗教に則さなくても構いません。祈りの対象は神様に限らず、あなたが崇敬している大きなものであれば何でもいいのです。海や月でも大丈夫です。

大きなものとつながると、苦しい時でも地に足をつけていることで、自分ひとりでは無理な困難でもやり過ごすことができる力が、私たちに与えられるのです！

一つのことに5分程度意識を集中させると、食欲が消える

共同体が自分の外の世界とのつながりだとしたら、瞑想は自分の内なる世界とのつながりです。膨大な数の研究が、瞑想のメリットを説明しています。瞑想は行動パターンを規則正しくして、ストレスを軽減し、感情を安定させます。また、肉体的な健康も改善させて、免疫システムを強めて、認知機能を向上させて、睡眠を助けます。他にもまだまだ、その効果を挙げることができます。

瞑想をする人は、食べたいという衝動に対する認識を高めて、衝動と行動の間にスペースを作ることができます。最新の研究によると、「マインドフルネス（自分の身に今起きていることに意識を集中させて、自分の感情・思考・感覚を冷静に認識して、現実を受け入れること）」は実際に渇望を抑えて、食べる量を減らすことが報告されています。

インターネットにたくさんの無料の資料があります。ＹｏｕＴｕｂｅにも無料動画がいっぱいあります。

インターネットで調べるのが嫌ですか？　それじゃあ、簡単にやってみましょう。今すぐ、**ひとつのことだけに、5分か10分集中を続けます。**音でも、景色でも、自分の呼吸でも良いのです。すべてがあなた次第で、間違った方法も正しい方法もありません。

歌う、犬の散歩をするのも意外に効果あり

現代社会は人を檻《おり》の中に閉じ込めています。私たちは小さく区切られた作業スペースに座って仕事をして、小さな車に乗って運転し、ごほうびとして一日中ネットを見て過ごします。制約された環境で暮らす他の動物たちと同じように、人間も肉体的・精神的の両方で不健康になっているのです。私たちは、運動と呼吸の重要性を忘れています。

けれど、明確にしておきたいことがあります。私はあなたが吐くまで運動することなど望んでいません。そもそも、エクササイズを増やしただけで減量できることを示すデータは存在しません。それどころか、猛烈にエクササイズすると、今まで以上にじっと座ってしまうなどの悪影響が見られました。

私が推奨する運動や呼吸は、決してハードではありません。**運動でしたら、朝の散歩、サイクリング、ダンス、テニス教室といった程度で楽しめる範囲です。寝室で6曲くらいお気に入りの歌に合わせて踊る、犬の散歩をする……、そんな軽いものでもOK**です。どんなものでも、カラダと心を健やかにするものなら良いのです。

糖質制限ができるようになるだけでなく、アルツハイマー病や認知症のリスクを減らし、血圧を下げて、その他にも色々な効果があります。

呼吸については、**腹式呼吸を心掛けましょう。**腹式呼吸はストレスを軽減し、注意力を高め、感情的に過敏になりすぎることを防ぐ優れたテクニックです。ゆっくり深い呼吸は、器官の機能を向上させて、過度の緊張をほぐし、痛みを和らげることにもつながっています。一方で肺でばかり呼吸をすると、不安感が強くなってしまうことも分かっています。

バレーボール、文章教室。何でもいい。夢中になれるものを見つける

楽しさ、つながり、笑いを感じる時、脳は快楽の感覚を強めます。すると、ストレスや痛みの感覚をブロックするドーパミン、セロトニン、エンドルフィンなどの物質が分泌されます。糖質依存になっている人の場合、糖質によって脳が快楽に陥っているのです。そこですべきことは、**糖質以外に夢中になれるものを見つける**ことです。

私がお世話をした人の中には、地元の劇場でミュージカルの制作に加わった人もいます。彼女は、今まで知らなかった歌やダンスへの愛を見つけました。バレーボールのリーグに参加して、団体競技の楽しさを発見した人もいます。他にも、海外旅行に行って文化に親しむようになったり、文章教室に通って文才を発揮したりするのを見たこともあります。糖質に頼る生き方は、あなたにかつて楽しかった様々なことすらやめさせてしまい、新しいことの習得も遮《さえぎ》っていたのです！

糖質が趣味の立場を独占した時、糖質はあなたが誰で、何が喜びかを知る機会すらあなたから奪ったのです。けれど今、あなたにはチャンスが巡ってきたのです。自分が何者か、何を愛しているのかを探りましょう！

習うより慣れろ

「その習慣が何であれ、習慣は人を作るか壊すかである。繰り返し行うことが、人を作る」
ショーン・コヴィー

日常の行動が習慣を作ります。「習うより慣れろ」です。とはいえ、習慣は着実な実践を求め、それはそう簡単なことではありません。

ただ、これまで紹介してきた〈緊急用テクニック〉と〈長期用テクニック〉を手に入れた今、着実な実践を続けるのは思ったほど難しくはありません。

そして、「何もしないより何かしたほうがまし」であることも思い出してください。第6章で取り上げた「66日間」は続けるようにし、そして行き詰まらないようにするために〈長期用テクニック〉を実践し、強い糖質依存にとりつかれたら〈緊急用テクニック〉でしのいでいきましょう。

第3部

続けるのが困難になっても大丈夫！

第10章

糖質への絶縁状。

今までのダイエットの本はすべて、「食事の内容」のみを重視していました。実は最も重要であるのは、「あなたと食べ物との関係」だったのです。

あなたの癒し・安らぎ・友だった糖質という気分を変える物質との別れは、とてつもなく大きな喪失感《そうしつかん》を伴います。そんな大きな喪失感を無視するなんて、不親切としか言いようがありません。

そこで、あなたには重要なステップを踏んでもらいたいと思います。糖質への絶縁状を書くのです。多くの人にとって糖質との別れは、簡単ではないでしょうから。

この手紙は、あなたの出発点になります。糖質制限への意欲は大きくなったり小さくなったりするものです。糖質制限への道は完全である必要はありませんが、あなたがこの道を進むのだという決意は揺るぎないものである必要があります。そこで、この手紙を書くのです。

糖質への絶縁状。
親愛なる糖質さまへ

◆最初、私は糖質を、

だと考えていました。

◆糖質との関係は、

であってほしいと思っていました。

◆私は自分と糖質の関係を良いものにしようと一生懸命努めました。例えば、

◆私が糖質制限をするのを引き延ばしていた理由は、

と思っていたからです。

◆私と糖質との関係は、悪い影響（や良い影響）をもたらしました。例えば、

などです。

◆私は糖質に関して、良い思い出があります。例えば、

などです。

◆けれど糖質制限をするのは、糖質の

の点が嫌だからです。

◆糖質制限を始めるこれからの人生で、私は〈66日間の糖質制限〉や、他にも

などを実践するつもりです。

（あなたの名前）

手紙を書き終わったら、どうぞ声に出して読んでみてください。声に出して読むと、言葉が現実的になって、糖質への依存関係を断つ助けになります。鏡や親友の前で読むか、お気に入りの公園など少し勇気が必要な場所で大きな声で読むのもいいでしょう。

読んだ後は、困難な状況になった時に見直すためにどこかに保存しておいてもいいですし、破ったり燃やしたりしてもいいですが、それは自分ひとりでやりましょう。

第11章

糖質制限開始後の
混乱期を乗り越える方法。

糖質制限の開始直後、私は大きな感情の津波に襲われました。怖くて、不安で、落ち込んで、怒りまであふれてきたのです。実際、幾晩もキッチンの床に転がって大声で泣きました。でもこれ、極めて正常な反応なのです。同じようなことをしても、自分自身を軽蔑《けいべつ》したりしないでください。あなたが大切な人やものを失った時のことを思い出してみましょう。愛する人が亡くなったとき、あなたのパートナーが去った時、失業した時、心の痛みを感じましたよね？

糖質との関係を断つことも、あなたにとって同じように大きな喪失なのです。様々な気持ちがあなたに押しよせますので、本章ではその打撃を和らげる方法を考えます。

糖質との決別は、大事な人の死に匹敵するほどの悲しみである

どのような反応が出ても、心配する必要はありません。あなたの頭はおかしくなったりしません。糖質制限がきちんとできているということで、むしろ喜ばしいことです。その反応は糖質制限することへの深い悲しみによるもので、一時的なものです。

誰かが死んだわけでもないのに、なぜ「深い悲しみ」を感じるのかと思うかもしれません。「慣れ親しんだ行動様式の終わりや変化によって起こる矛盾した気持ち」でもありますから、

糖質との関係はそれほど大きなものだったということなのです。

人はみんな、それぞれ異なる嘆き方をしますが、いずれにせよ、あなたが科学的研究から学ぶべきことがたくさんあります。


心理学者のエリザベス・キューブラー＝ロスは、親しい人たちとの死別についての大変重要な研究を残しました。死別の感情の段階には共通点があることに気付き、**深い悲しみを「否認」「怒り」「交渉」「落胆」「受容」という5段階**に分ける画期的なモデルを作りました。

人の気持ち（感情）は、素晴らしいサインであり、情報を集める手段になります。そして、何かいつもと違う時、正しい時、また警戒すべき時を教えてくれます。

そこで、「深い悲しみ」の5段階がどんな状態になるのか、そしてその時に何をすべきかを解説します。

悲しみには5段階あり、各々でやるべきことがある

▽「否認」の段階

私たちは、受け入れるにはあまりに苦しい現実と直面させられた時、否認する能力に頼りま

す。これが「否認」という一種の自己防衛です。

糖質のない未来は怖いかもしれませんが、糖質に支配される未来はもっと恐ろしいものになるでしょう。現実の問題の否認は、糖質制限を停滞させてしまいます。これを肝に銘じるのです。

▽「怒り」の段階

私の経験では、「怒り」は深い悲しみの段階の中でも特に顕著《けんちょ》なものです。喪失感に取り組む時に、怒りほど多くの人に経験される気持ちはありません。怒りは、しばしば不公平感によって大きくなります。「どうして私ばっかり、糖質制限をしなきゃいけないの？　そんなことしていない人がほとんどなのに。一体、私は何をやっているの？」と。それに、糖質を含む食べ物は至る所にあります。多くの人が楽しんでいることを自分ができないのは、とても辛いことです。

あなたが抱く不公平感は正しいのですが、とはいえ怒りを解放してあげましょう。大声を上げて街中を走ることもできますが、お勧めしません。枕をパンチしたり、キックボクシングのクラスをとったり、バスルームでシャワーをかけながら叫んだりするほうが、新たな問題の種を生まないのでお勧めです。

▽「交渉」の段階

さて、次は「交渉」という段階についてです。この段階は、あなたが糖質の誘惑に一番脆弱になる時期なので、特に注意してください。

「交渉」の段階で、あなたは自分の糖質依存を正当化し始めます。糖質を摂り続けても大丈夫で、結局糖質はそんなに悪いものではないかもしれないという思いに戻ります（でも、実際は大丈夫ではないし、悪いものなのです）。このように、あなたは何とか糖質制限をしないで済むような理屈をひねり出そうとします。

例えば、「お正月のご馳走《ちそう》を食べ終わったら、糖質制限をやるよ！」「夜、甘いものを食べる〝ために〟、一日に3回エクササイズすることにした」「ひとりでいる時は糖質を摂らないけど、外食の時は好きなものを食べようと思う」「やっぱり悪いのは糖質じゃなくて、塩だ」といったように。私たちは「交渉」の段階で、あらゆる変な理屈を持ち出して、何度も過去を美化し、何とか糖質制限の理論をしのぐものを思い付こうとします。

この状態は深い悲しみの段階において全く正常なものですが、実際に行動に移すと、あなたは簡単に糖質の魔の手に引きずりこまれますから注意しましょう。

▽「落胆」の段階

落胆は、孤独、恐れ、不安、屈辱《くつじょく》を伴います。

もちろん糖質制限は辛いことで、あなたは馴染んだライフスタイルを捨てて、未知の生活に入っていくと感じていることでしょう。激しい感情にとらわれるのは当然のことです。

私たちの多くは落ち込んだ時に自分だけの世界に引きこもりがちで、その反応はすでに深い悲しみをいっそう大きくしてしまいます。

むしろ、正反対の行動をとるほうが良いのです。誰か信頼できる人とつながりましょう。私は（そして研究結果も）、人とのつながりがあなたを癒す助けになると確信しています。この時期こそ、専門家でも個人的な知り合いでもいいので助けを求めましょう。

▽「受容」の段階

糖質制限を完全に受け入れる「受容」なんて、不可能に思えるかもしれません。でも大丈夫。これは現実的な話です。重要なことは、この段階が糖質制限による「深い悲しみ」の様々な段階を通過して到達する最終ステージで、あなたの人生の大半を過ごすことになる場所だということです。

この段階は、あなたが現実との戦いをやめる時です。もがくのをやめると、私たちは苦しみが減り、穏やかになります。信じられないかもしれませんが、これは本当に真実です。研究によると、受容は「失われたものや奪われたものを取り返そうともがくのをやめた時に訪れる、内なる平和と静寂《せいじゃく》」のことだそうです。

私たちは「受容」の段階で、糖質への自分の脆弱性や影響の受けやすさ、糖質の依存性、それによって失われた自分の時間について受け入れました。

とはいえ、糖質のことを忘れたのではありません。それどころか、かつてのことを懐《なつ》かしく思うことすらあります！　ただ、受容の段階でこれから先の素晴らしい人生を踏まえて、私たちは過去への思いから離れる力が強くなりました。

けれど、あくまで穏やかにいきましょう。受容は最終的なゴールかもしれませんが、一夜にして到達できるものではありません。

アホらしいと思う儀礼こそ、悲しみを小さくする

研究によると、儀礼を通して悼《いた》む人は悲しみを小さくして、喪失後の感情のコントロールがうまくいくことが分かっています。効果を信じていようがいまいが、儀礼には効果があるのです。たとえ、儀礼が陳腐に見えたとしても！

以下で、色々な儀礼を集めてみました。完ぺきなものを選ぼうとこだわる必要はないし、何を選ぶべきか分からないと悩む必要もありません。気軽にいくつか試せばいいだけです。研究によれば、どの行動を選ぶかは重要ではありません。ポイントは、とにかくやってみること。好みに合うものがなければ、本書で取り上げた行動を参考にとどめ自分で編み出してください。

▼**悲しみの箱を作る**――あなたの悲しみを入れるために実際の容器を用意します。箱には、糖質制限へのあなたの考えや気持ちを色々書いた紙を入れます。何でもいつでも頭に浮かんだものはどんどん紙に書いて、箱の中に入れましょう。この箱は、喪失感によるあなたの悲しみのための神聖な空間の役割を果たします。

▼**キャンドルナイトを開く**――この儀礼のための特別なキャンドルに火を付けます。決められた時間、曜日、あるいは悲しみが特にひどい時にどうぞ。

▼**癒しの場所を作る**――戸外に場所を見つけます。植物の種を1粒蒔《ま》いて、その場所に印を付けます。この場所は糖質制限のことを悲しみ、考えるために訪れることができるあなただけの癒しの場所になります。

▼**ダンスする**――糖質制限についての気持ちを表現するダンスを作って踊ります。

▼**詩を書く**――あなたの悲しみの状態を表す詩や文章を書くことは、悲しみの発散に役立ちます。

▼**パーティーを開く**――糖質制限を続けられていることを祝うパーティーを、気の合う人とします。

▼**家をセージで浄化する**――部屋や家を、強い芳香を持つセージで清めます（ドライセージを少量、灰皿などで燃やして、その場に煙を行きわたらせる）。これは、癒しや浄化を象徴するために多くの霊的な儀式で使われている方法です。

糖質制限による身体的な離脱症状もある

物質への依存がある場合、その物質の摂取をやめるとその余波が必ずあります。糖質は、脳のドーパミンや報酬系に影響を与える点では、他の依存性のある物質と同じです。**摂取をやめ**

ると、離脱症状があります。タバコや酒、さらにはドラッグと同じように。糖質制限をすると、疲れ、悲しさ、怒りを感じたり、頭痛、筋肉痛、胃痛、不眠症、激しい渇望などが起きることがあります。

糖質からの身体的離脱症状は、2日から2週間くらい続くと報告されています。この間、あなたの内分泌系と神経系は猛烈に働き、それまでより少ないブドウ糖（グルコース）に慣れようとします。そのせいで、誰でもイライラしたり元気がなくなったりするでしょう。けれど、糖質制限が長くなればなるほど、その症状は収まっていきますのでご安心を！

そこで、いくつか実行してもらいたいことがあります。まずは、諦めて糖質に戻らないこと。たとえ苦痛への唯一の解決策に思えても、糖質制限に戻った際の苦痛の期間を長引かせるだけです。

離脱症状が過ぎ去るのを待つ間にやるべきこと

▼**つながりを作る**――周囲の人に、あなたが苦しんでいることを知らせて、サポートを頼みましょう。

▼高糖質を低糖質で上書きする——お気に入りの糖質が多い食べ物をそばに置かないようにすること。そして、新しいお気に入りの低糖質の食べ物を身近に置いておくようにします。

▼新しいことを始めない——その期間は、新しい趣味を始めたり、初めて訪れる国に旅行したり、初めてのデートをしたりしないようにします。スケジュールには最低限必要なことだけ入れて、普段よりもエネルギーを使わないようにするのです。

▼セルフケアをする——たっぷり休息をとります（糖質からの離脱中は冬眠中のクマのような感じです）。水をたくさん飲みます。食事時間を規則正しくしましょう。自分に優しくしましょう。

▼〈緊急用テクニック〉を使う——〈緊急用テクニック〉（第9章参照）は、こんな時のためにあるのです！　音楽を聴く、犬と公園に散歩に行くということでも構いません。特に離脱症状で落ち着かない時は、アイスパックを試しましょう。

忘れないでください。離脱症状は一時的なものです。この状態を通り過ぎれば、今よりもずっと強く健康になるでしょう！

第12章

糖質制限に大事なのは目標よりも、それをする理由。

ここまでは、糖質があなたの人生にいかに悪影響を与えてきたかを説明してきました。

しかし、私たちは袋小路にいるのではありません。それどころか、新しいワクワクするような人生のスタート地点に立っているのです！　あなたは、食への愛を再発見することになります。そして、以前の関係のようにあなたが一方的に食べ物を愛するのではなく、今度はあなたと食べ物が相思相愛になるのです。

あなたは本当は強い人間だ！　糖質のせいで発見できなかっただけ

長々と続いた糖質への不健康な依存関係が平常運転になっていたので、あなたにとって食との健康的な関係がどんなものか思い出すことはもちろん、そんな関係が可能だと信じることすら難しいかもしれません。糖質はあなたから力を奪ってきましたが、本章では、その関係を覆します。

まずあなたはここで、ひとつだけ同意しなければならないことがあります。「私は被害者ではない。私は強いし、怠惰ではない」と思うことです。糖質はあなたに自分が弱虫だと思わせてきましたが、私はあなたの奥底に隠れていた本物の強さを呼び起こさせます！

人生を生きる上での価値観は、簡単に正すことができる

価値観は羅針盤《らしんばん》のようなもので、あなたが向かう道にナビゲートします。しかし現在、糖質のせいであなたは価値観がおかしくなっている、つまり壊れた羅針盤を持ってしまった状態です。

でも、ご心配なく。問題は必ず解決できます！　以下で、価値観を修復する方法を紹介していきます。

冷静な行動ができるようになるセラピーをしよう

案内役となる価値観は、あなたが真に頼れるものでないといけません。価値観は、あなたが自分自身に忠実でいられるように正しい方向を教えます。価値観は、状況が厳しくなって、どうしたら良いか分からない時にも、あなたの力になってくれます。

そこで、案内役となる価値観を作るために、アクセプタンス（受容）&コミットメント・セラピー（ＡＣＴ）という心理療法を行ってみましょう。

ACT（アクト）は、あなたの価値観に従って行動することを中心にした、科学的エビデンスに基づくセラピー（手術や投薬に頼らない、心理療法・物理療法）で、依存症の回復や減量にも効果的であることが証明されています。研究によると、人は自分の価値観を見つけてそれに矛盾なく行動している時は、衝動的に動くことが少なく、痛みに耐えられて、不快感も減ることが分かっています。糖質制限にはうってつけですね。では、次の質問に答えることから始めましょう。

- 糖質制限の生活で、自分は何を感じたい？
- 何が自分にとって重要？
- 食べ物との新しい関係を、どのようなものにしたい？
- 自分との新しい関係を、どのようなものにしたい？

次に、人生の案内役となる価値観の一覧を用意しましたので、目を通して、共鳴するものをチェックし、あなたにとって食との関係の基盤となるものを3つ選んでください。

自分で追加してもいいです。「神」を付け加える人もいますし、「太陽の光」や「マック（私が自分を導く価値観として使うことのある、かつて飼っていた犬）」を加えることもできます。

価値観の一覧はエンドレスですが、最も重要なポイントは、それがあなた自身の価値観であることです。そうすれば、このプロセスを経て、あなたは変わるでしょう。すぐに変わることもありますよ。

▽人生の案内役となる価値観

冒険
バランス
つながり
創造性
熱中
信念
自由
感謝
健康
ユーモア
喜び
自己主張
明瞭さ（明確さ）
一貫性
信頼性
進化
家族
実現
成長
誠実
独立
親切
ホンモノらしさ
思いやり
勇気
規律
公正
柔軟性
楽しみ
幸福
謙虚
整合性
愛

忠誠　　　　　　　　（異文化などへの）寛容　　　楽観主義
情熱　　　　　　　　平和　　　　　　　　　　　　忍耐
尊敬　　　　　　　　安全　　　　　　　　　　　　自尊心
奉仕　　　　　　　　安定　　　　　　　　　　　　強さ
成功　　　　　　　　支援　　　　　　　　　　　　持続可能
信頼　　　　　　　　真実　　　　　　　　　　　　独自性
繊細さ　　　　　　　英知
マインドフルネス（自分の身に今起きていることに意識を集中させて、自分の感情・思考・感覚を冷静に認識して、現実を受け入れること）

案内役となる価値観を持つと、食との関係を簡単で明確にできます。私が糖質制限の指導をしているアマンダは、彼女の夜食癖について心配していました。彼女は私に、４日続けて夜食を食べ過ぎてしまったことを打ち明けました。でもその夜食は間違いなく、糖質だらけだった過去の夜食ほど不健康ではありませんでした。彼女はそれがやはりドカ食いなのか、心配すべきことなのか確信がありませんでした。彼女にその状況についての意見を求められた時、私は彼女の価値観を尋《たず》ねて、夜食の習慣がその価値観に合うものか聞きました。彼女の価値観は、

「自由」「冒険」「創造性」でした。

私と少し話し合っただけで、アマンダは夜食が彼女の価値観とそぐわないことに気付きました。夜食は確実に翌朝、膨張感や失望で彼女の妨げになり、「自由」な感覚に悪影響を与えました。体重が増えはじめて「冒険」する能力に悪影響を与えていたので、彼女は夜食について思い悩み、それが「創造性」の邪魔もしていました。彼女は色々なテクニックを本格的に駆使して、最終的に夜食を止めることができて、価値観に矛盾しない生き方ができるようになりました。

目標達成だけを追求した従来の健康法が、長続きしなかったのはなぜか？

「案内役となる価値観」を定めたら、**なぜあなたが糖質まみれの破滅的な生活から充実した美しい生活を目指すのかという「理由」を明確にさせてください。これまでのダイエットや栄養プランでは、あなたはそれをする「理由」をはっきりと描くことがなく、何をどうすべきか、というノウハウしかありませんでした。**

ニーチェがいみじくも、「生きる意味があれば、たいていのことには耐えられる」と言っています。あなたの新しい食との関係の**「理由」こそが、極めて重要な原動力**なのです。つまり、糖質制限が長く機能するためには、あなたの理由が心、カラダ、魂のレベルであなたの基盤に奥深く染み込んでいる必要があるのです。

これには脳の中でも大脳辺縁系という部分が、大きく関わってきます。大脳辺縁系は、気持ちや感情を司る脳の部分です。辺縁系がなければ、人は完全に無感動で何かをする気が全くなくなるでしょう。またそれは、学習や記憶にも関与している脳の領域です。今回のように、行動を変化させて新しい食との関係の構築を考える時、大脳辺縁系が肝心であるのは明らかです。

私が糖質制限の指導をする人たちから聞いた「理由」の例を挙げてみましょう。「希望や自信を持ち、愛されていることを感じ、健康になりたい」「脇役ではなく主役を演じたい」「私らしくありたい」「元気で活動的になりたい」「健康になって、スポーツをして、飛行機の座席にも余裕をもって座れるようなカラダになりたい」「子どものために健康になりたい」「ドカ食いを直して、豊かな食生活を送りたい」「糖尿病を管理して、血糖値を下げたい」……、まだまだあります。

あなたの理由はとても重要なのに、伝統的な「目標達成ダイエット」では見過ごされてきました。**はっきりとした理由を意識することなく、体重計の目標の数値を達成するためだけのダイエットなどは、どうしても失敗に終わりやすい**のです。

けれど、あなたの理由は、明確でないかもしれません。そもそもどんな理由が、あなたに本書を買わせたのかが、頭に浮かばないかもしれません。時間をとって、自分の理由が何かを考えてください。もし、「減量したいから」「姉の結婚式できれいに見られたいから」「普通サイズの服を着たいから」などと思っているなら、もう少しだけ深く考えてください。なぜなら、**そうした理由はすべて「目標達成ダイエット」の領域のもので、すべてに有効期限があり、長く続く食との関係になりにくい**からです。理由を考えることは、あなたの気持ち、感情、内なる願望に触れるチャンスだと思ってください。

じっくり考えてから、あなたの糖質制限の理由を書いてください。重要な理由を3つ書きます。私が指導をする何人かは、いつでも自分の糖質制限の理由を見られるようにスマートフォンのメモに書き込んだり、冷蔵庫のドアにマグネットで貼ったりしていました。あなたが自分の理由を身近に置けば置くほど、理由はあなたと食の新しい関係の構築をスムーズにしてくれます。「案内役となる価値観」と「理由」は、あなたが美しく明るい食との関係への道を進む原動力になるでしょう。

第4部

明るい未来を作るために……。

第13章

完ぺき主義が
糖質制限を妨げる。

従来のほとんどの健康法には、ルールに従いたくない時、疲れすぎて全然やる気が起こらない時、**計画に従えない状況の時、あなたを助けるマニュアルがありません**でした。そこで、完ぺき主義に対する代案となるガイドラインが必要なのです。

「実施中」か「実施中じゃない」という考え方は、開始と中止を繰り返すことで、あなたの心に大きな害を与えます。あなたに、「自分は糖質制限ができない人間だ」という考えを強くさせるからです。そんな考えは、あっと言う間に自信を打ち砕きます。

こうした感情は、あなたのものというよりも、その健康法の作用によるものなのです。あなたは失敗者に仕立て上げられて、次々と短期間の健康法に走らされ、結局裏切られます。なぜならあなたはこれまで、食との関係において、「白か黒か」ではない〈グレーゾーン〉という生き方を教えられたことがなかったからです。

完ぺき主義が、自己肯定感を下げる元凶

あなたの食とのマイナスな関係の根源は、完ぺき主義へのあなたの強い思い込みです。「うまくいく」か「大失敗」しかないのです。人は、完ぺき主義が自分を強く駆り立てて高い要求に向かわせることで、目標に近づくと思うことがよくあります。

しかし**何千人もの完ぺき主義者の相談に乗ってみて、完ぺき主義には効果よりも害がずっと多い**と私は考えています。何かミスをしたら、誤った部分を見つけて修正して、また注意深く進めば良いのです。けれど多くの人が、そうする代わりに、かんしゃくを起こしてすべてを止めてしまいます。

心理学用語で、禁酒後に最初に飲酒をした場合に出る特別な反応を、〈禁酒違反効果（AVE）〉と呼び、自責、罪悪感などがあります。それは「もう、終わりだ」という感情で、あなたを悪い状態に逆戻りさせ、失敗の連続という悪循環に陥らせます。AVE的な行動を避けることは、なかなか難しいものです。だからこそ、白か黒かではなく、グレーな場所で生きていく必要があります。

そこで私は、解決策を見つけました！ 私の敬愛する心理学者、マーシャ・リネハン博士が〈弁証法的節制〉と呼んでいるもので、私は**〈脱完ぺき主義プラン〉**と呼びたいと思います。

でもそれは、**「完ぺき主義の反対」ではなく、「ベストよりもベターを」という考え方**です。

私があなたに望む〈脱完ぺき主義〉とは、いつも完ぺきを目指して努力しつつ、もし馬からうっかり落ちた時は、乗馬を直ちに中止するのではなく、すぐに馬上に戻るような真摯で柔軟な取り組み方です。決して、いい加減にやるということではありません。

成功のために、まずは全力を尽くす

これまでの経験がほとんど修羅場やトラウマしかない場合、すぐに諦めモードになりがちで、グレーゾーンに欠かせない楽観主義になるのは難しいでしょう。今すぐ姿勢を変える必要があります。そんな諦めモードに陥るのは、競技前のオリンピック選手が「銅メダルが目標だ！」と言っているようなものです。そんな目標では、5位か6位になりそうです。同じことが、あなたの糖質制限にも言えます。

まず金メダルを狙いましょう！　朝起きて、その日の食事プランを立てます。3食とおやつの時間、場所、内容を決めて準備します。その日、もし辛くなったら、誰とコミュニケーションをとるかなど、どんなテクニックを使うかも考えておきます。その日のシナリオに備えておくと、目標を達成しやすくなります。思い切り高望みをしましょう。そうすれば、もし失敗してもその近くには行けるでしょうから。

「1分前の自分」と「今の自分」は違う自分

あらゆることが計画通りに進む日もあるでしょうが、色々なことが起こるのが人生。あらゆる形や規模のハプニングが起こりえます。例えば、飛行機が遅れて適切なランチを食べる場所がない。友人を招待した時、彼らと一緒に糖質たっぷりのチーズケーキを食べる義務があるように感じる。残業で遅くなり、夕食のプランも立て忘れて、帰宅後に一晩中おやつを食べる。プランでは低糖質パンを2枚のはずだったのに、落ち込んでいて5枚も食べてしまう。息子がソフトクリームを食べていると、何も考えずに2~3口味見をしてしまう。こんなふうに、いくらでもハプニングはあります。

こうした間違いを犯した時、「ゲームオーバー」と言って開き直って食べ続けたら、持続可能な解決にはなりません。人はついつい、やるかやらないかの二択、先ほどの話だと「白か黒か」に走りがちです。

でも、決まった道から脱線するかしないかではなく、**間違いは起こるものだと割り切ることが大切。**そんな時こそ自暴自棄にならず、冷静に元の道に戻るという誓いを立てましょう。

16時に何か好ましくないことをしても、16時1分に完全に異なることができるのです。1分前の自分と今の自分は違う自分です。ゆがんだ完ぺき主義がどんなことをあなたに言ってきても、元のプランに戻るのに決して遅すぎることはありません。

これには決意が必要です。あなた自身の心を地獄の門から引き返させるような感じで、「そっちに行く必要がない」と常に自分に言い聞かせるのです。道から外れた瞬間に元に戻る努力が大切です。間違いを犯したら同じことを繰り返さないで、修正の行動をしましょう。**自分を許しつつも、間違いを忘れないこと。そうすれば、自分のミスの頻度・強度・継続を最小限に抑えることができます。**そして、直ちに元のプランに戻って、あなたの素晴らしい人生へのダメージを最小限にして進みましょう。

「チートデイを設けてもOK」とまでは言いません！

私はあなたに、「間違いは起きるものだ」と認識してほしいのですが、絶対に意図的な間違いは犯さないでください。つまり、いわゆる「チートデイ（好きなだけ食べていい日）」はなしです！　チートデイは危険な展開になりがちです。**1日で終わることはまれで、1週間ズルズルと続けてしまうこともあります。それでなくても、あなたの人生には常に未知の出来事が**

起こりますから、わざわざ「チートデイ」を作るなんて、間違いが多くなりすぎます。

糖質制限が成功すれば、食事量もおのずと減ってくる

あなたは〈RRP（食の再構築プラン）〉を読んで、「こんなのありえない！」と思ったかもしれません。「分量が自分には少なすぎる！」と。あなたは、本書を破り捨てて、すべて諦め、目の前のものを全部食べたいと思ったかもしれません。あなたをそんな気持ちにさせたなら、心から謝りたいと思います。

というのも、今だから白状しますと、**〈RRP〉は糖質制限が続かない人向けではなく、健康的な食事がそこそこできている人向けのプラン**です。「自分にはできっこない！」と思ってしまうのも無理はありません。大量のカロリーを消費してきた人にとっては、〈RRP〉は冗談のように感じられるかもしれません。

私が指導するひとり、ジェイソンは、かつて朝食に卵12個と食パン1斤、昼食に4千円分のファーストフード、夕食にピザを2~3枚食べていました。私は、まずジェイソンの食事から砂糖や小麦粉を追放しました。1日の摂取カロリーを1800キロカロリーまで減らすことよりも、まずは糖質制限を取り入れて現実的に長続きする道を選びました。

適正な分量を守ることは、後でもいいと判断しました。なぜなら、糖質が彼の緊急の問題で、彼に害を与え、脳と内分泌系に変化を与えていたからです。彼の食事の摂取量の問題は、糖質よりも優先順位が下でした。実際に、砂糖と小麦粉をカットすると、彼の摂取カロリーは1万キロカロリーから6000キロカロリーに減って、その結果、彼は大幅に減量して大喜びでした。やがて彼は、少しずつ食事の摂取量も減らす覚悟ができました。そして現在、彼は本書に掲載されているのと同じ〈RRP〉で、余裕で減量を進めています。

もし食事の量を厳格に減らすことが現実離れしていて無理だと感じられたら、「まずは砂糖と、小麦粉や白米などの精製炭水化物を断つこと」から始めましょう。これだけでも、あなたに劇的な変化が起こり、**〈RRP〉の他のアドバイスも受け入れる下地ができる**でしょう。砂糖と精製炭水化物を食事から抜くと、ボーナスとしてたとえあなたが意識していなくても、食べる量が減ることに私は気付きました。だから、心配は無用です。第7章のガイドラインを目指して努力を続けましょう。

どうしても糖質制限の気分じゃない時の対策

不本意ですが、あなたはドカ食いしてしまう時もあります。そんな時、私はあなたに「このドカ食いの害を少しでも減らせることが何かある?」と自問していただきたいと思います。その瞬間に一番大切なことは、糖質浸けにならないことです。

あなたの衝動はアイスクリームに飛びつくことでしょうが、代わりに野菜やフムス(ひよこ豆をゆがいてペースト状にしたディップ)を最初に食べることはできますか? 間違いを犯すにしても、質(アイスクリーム)の代わりに量(野菜やフムスの食べすぎ)の間違いにできますか?と。このように、完ぺきに健康的な食事に徹するのではなく、糖質の摂り過ぎよりははるかにマシな道にそれることも有効なのです。

たどる道はみんなバラバラ。でも何千人もが成功しています!

食でも人生でも、万人に合うものはありません。一人ひとりが、異なる歴史や弱みや強みを持っています。けれど本書のプログラムは、かつて持続可能な成功を収めたことのない何千人ものの人たちに効果がありました。私は、あなたにも同じことが起こるのを願っています。

最終目標——自分に糖質の害を与えない

私が指導をする人たちがグレーゾーンの生き方を学ぶ時に感じる希望や興奮は、実に感動的です。それらは、本当に永遠にあなたと食との良い関係を持続させてくれる考え方で、あなたをまっとうなコースに留まらせてくれる大きな力になります。ただし、あくまで最終目標は糖質の害をゼロにすることです。

第14章

糖質制限したければ ダイエットなんてするな!?

いよいよ最終段階に近づきました。私はあなたに糖質に加えてダイエットとも絶縁してもらいたいと思います。えっ?と思うかもしれません。ダイエットのために、糖質制限をしている人も多いから。でもハッキリと言います。「**糖質との関係と同等かそれ以上に悪いのが、あなたとダイエットの関係**です」。

あなたは、新しいダイエットの誇大広告をよくご存知でしょう。素早い効果があるというのが決まり文句です。セクシーで魅力的な広告は、罠を避けることを難しくします。

私は本書の第2章で、あなたに〈断糖宣言〉をしてもらいました。大変な時も諦めないで努力して続け、簡単に見える他のダイエットになびいたりしないことを誓ってもらいました。つまり、ダイエットがダメと言っているのではなく、手軽すぎるダイエットがダメと言いたいのです。

手軽すぎるダイエットは、しょせん見かけ倒し。糖質との関係と同じようにあなたを傷つけます。それなのにあなたは、何度もそんなダイエットを繰り返したことがあるはずです。

例えば、友人がどれほど早くて簡単なダイエットで減量したかと話し、あなたをがっくりさせるかもしれません。あなたが、友人ほどのハイスピードで減量が進んでないならなおさらです。その日のあなたはちょうど、食事プランが面倒でたまらず、自分の太った見かけにうんざりして、糖質制限がうまくいっていないと思っているとします。でも、絶対に糖質制限はやめないでください。そんな嫌な気持ちも、通り過ぎていきますから。

ダイエットなんて必要ない!

人間はとても脆弱な脳を持っています。ダイエット産業は、そのことをお見通しです。私たちは、「ダイエットポルノ(ダイエットで人を誘惑すること)」の時代に生きていると言えます。ダイエット効果は実際よりずっと大きく、早く、極端に誇張されてあなたに売り込まれます。あなたが解決を切実に求めている時、当然高い効果や魅惑的な約束に引き付けられるでしょう。**非現実的で不可能で、絶対に持続不可能なものでも。そんな誇大広告を見慣れて、あなたの期待値は異常に膨れ上がっています。**憶えておいてください。大きくて早くて極端なことが、必ずしも良いわけではないのです。

私自身のダイエット経験もひどいものでしたが、今私があなたに重視してもらいたいのは、数少ない成功体験へのあなたの反応についてです。そのせいで、あなたはダイエットに夢中になって戻っていくのでしょうから。

あるダイエット法に従って減量して、1ヵ月か1年か維持した、まるで流れ星を目撃したような輝かしい経験。失敗や失望がダイエットで遭遇する一般的な感情なので、数少ない成功体験は心の中で印象的に残っています。一瞬でも成功を垣間見たせいで、低い勝算にもかかわらず、あなたはダイエット熱に引きずり込まれます。

でもあなたは、運転するたびに毎回故障した車に乗りませんよね。50％の割合で故障する車なら乗りますか？　乗りませんよね。それなのに怪しいダイエットを繰り返すわけで、それはまるで故障して炎上しやすい車に頼っているようなものです。あなたのホルモンもメタボリズム（代謝）も自尊心も、見る影もなく疲れてずたずたにさせられます。かなり無謀ですよね？

実はこれは、「間欠強化」という現象です。報酬がもらえる時もあればもらえない時もあるという状況のことを指します。間欠強化の状況に置かれた時に、その物事への取り組みが長続きしやすい、ハマりやすいという心理法則もあります。スロットマシーンやビデオゲームと同様に、ダイエットでも陥りやすい現象です。

ダイエットは糖質依存まで解消してくれない

ローファット、ローカロリーと宣伝する多くの〈ダイエット食品〉が、実際には食欲の引き

金になり、あなたをさらに食との問題にがんじがらめにすることが分かっています。それらの食品は、あなたを糖質中毒のまま放置してしまうからです。

そして私たちの脳は、毎回私たちがひとつのダイエット法から次のダイエット法に逃げるたびに、報酬を期待するのです！　ある食事制限から別の食事制限に渡り歩き、あなたは自分のカラダにストレスを与え、脳にドカ食いのチャンスを与えています。

「みんながやっているから私も！」が怪しいダイエットへと向かわせる

ダイエットを放棄するとなると、色々なことが不安に感じられるかもしれません。糖質制限という自分にとって最適なものをしていると分かっていても、みんながやっているダイエットに参加しないと決めるのには勇気がいります。

それは、いわゆる**同調圧力による不安**です。同調圧力の炎にガソリンを注ぐのが、SNSやネットのマーケティングです。デトックスや減量のための商品は、インスタグラムを占領しています。何の科学的根拠もないのに、あなたのカラダの解毒をすると謳《うた》っている商品もあります。心の底であなたは、この手の商品に刺激物質、便秘薬、利尿剤のようなものが含まれていて、長期間の使用はとても有害であると分かっています。けれど、平らなお腹や華やかな生活の約束によって、真実を知っているにもかかわらず、あなたはその世界に戻っていきたくなります。

「今すぐ、私もその世界を手に入れたい！」と思うのです。同調圧力やインターネットの刺激に耐えられなくなると、あなたの持続可能な目標は妨げられるのです。

糖質制限が続かなくても、その方法が悪かったわけではない

あなたが本書で読んだすべてを論理的に理解しても、あなたを手軽なダイエットに引き戻す引き金はたくさんあります。特にあなたの友人がどんなに「スピーディーに」新しいダイエットが進んでいるかと話す時など、誘惑に要注意です。

最後に準備してほしいのは、あなたがルール違反をした時の感情への対処の仕方です。間違いを犯した時、あなたは「ほら、このプログラムはうまくいかない。もっと厳しいダイエットにしたほうがいいだろう」と思いがちです。けれど、新しいライフスタイルで、完ぺきであることを期待するなんて全く馬鹿げています。小さな失敗ですべてを台無しにするなんて、トイレが詰まっただけで家全体を焼き尽くすようなものです。理性的になりましょう。

退屈は、糖質制限が成功した証なので喜ばしいこと

ダイエットについての有害な情報をこれほど得ても、あなたはまだかなりダイエットにハマっているかもしれません。糖質制限の時と同じように、ダイエットに対しても喪失感があるかもしれません。ダイエットはあなたに、減量に手っ取り早い解決策があるという夢を見させてくれましたから。

私が面倒を見る人の多くは、糖質制限の維持段階になって興ざめします。彼らは、この新しいライフスタイルの単調さにおびえます。次々と新しいダイエットを追いかける高揚感もなく、ヨーヨーダイエット（体重の増減を繰り返すダイエット）の不安感もなく、人生が単調でワクワクできない感じになるのです。彼らは**退屈が怖い**のです。

この平和で愛にあふれた罪悪感や心配のない人生は、あなたがこれまでの人生の大半を慢性的なダイエットに費やしてきたなら、退屈だと思うかもしれません。でもあなたは単に、混乱状態の中毒になっていただけなのです！　慣れるまでに、少し時間がかかるでしょう。けれど次第に慣れていき、日々喜びを見つけることになるでしょう。

私の親友のひとり、ジュリーは、何十年も悪い男たちと次々と付き合ってきました。やがてそのジュリーが、優しくて親切で寛大な男性に出会います。彼と思い切って結婚することにしたジュリーが、私に言いました。「二度と激しい喧嘩《けんか》と仲直りの親密なセックスがないことを、受け入れなければならないわ。彼とのこの穏やかな関係が、私の新しい日常になるのね」。ジュリーはその後、退屈に耐えられずに優しい夫と別れると思われましたが、あっという間に新しい関係になれました。あなたもきっと、糖質制限後の刺激がなくて平穏な日々に慣れるはず。あなたは、もう一生分のダイエットやデトックスをやったんですから、もうこれ以上する必要なんてないんですよ！

断糖は、あなたと食との関係を再構築します。さらにダイエットとの決別は、何があろうと新しいライフスタイルを維持して、あなた自身を癒してくれるでしょう。

第15章

糖質制限のプログラムは永久に続けなくてもよい。

人生には避けることができないふたつの関係があります。ひとつは、あなたと食との関係。そしてもうひとつは、自分自身との関係です。私はこのことをしつこく訴えたいと思います。最善の場合、ふたつの関係はあなたに喜び、平和、慰めをもたらし、あなたの美しい人生の根本になるでしょう。

このあたりで、私が過去に何度となく尋ねられた質問について書きましょう。それは、「私は残りの人生、ずっと糖質制限をするのですか？　この食事プランにずっと従わなければならないのですか？」というものです。私の答えは、「まあね……」というものです。

あなたが〈ＲＲＰ（食の再構築プラン）〉を夢中になって進め、自分の〈断糖宣言〉や〈案内役となる価値観〉に従って、余裕たっぷりに様々なテクニックを駆使しているなら、最近のあなたはかなりいい調子でしょう。もしかしたら、糖質制限のライフスタイルは想像していたよりずっと良い生活だと思い始めているかもしれません。

自分の中から生まれた動機づけに従っていればＯＫ

私はとても多くの人に驚くべき効果があった方法を、あなたに提案しました。つまりあなたは、新しいライフスタイルを「賃借り」している状態です。

そしてあなたには、そろそろ「借り手」から「オーナー」になることを考える時期が来ています。

当事者意識が与える良い影響は科学的に証明されていて、私が専門とする心理学の世界では、「自己決定」理論と呼ばれています。食や減量の業界では、ありとあらゆる相いれない情報が出回っていますが、「自己決定」に関する研究には、揺るぎないデータがあります。

「自己決定」理論は、あなたが新しいライフスタイルで成功するためには、「動機付け」があなた自身の中から生まれたものである必要があるといいます。なぜなら、変革が柔軟性に欠けた規定のものである場合、人はその変革を維持しにくいのです。もっと能動的で自立した選択をして動機が深く根付いている場合、人はしっかりと変革を推し進めやすいのです。

さらに研究によると、自己決定をした人は良い結果を出し、その中には規則正しい食生活、エクササイズの増加、そしてその後の大きな減量、長期間のライフスタイルの継続も含まれています。ですから、あなたは新しい食と自分の関係の真のオーナーになるために、あなたらしさを加える必要があります。

〈66日間の糖質制限〉の挑戦後に、必ずしてほしいこと

「謙虚」であることとは、自分の強さを知りつつも、限界を知り、それに応じて行動することです。自分の食生活のオーナーになる過程における謙虚さは、私が〈謙虚な食事〉と呼んでいるものです。もちろん、〈謙虚な食事〉は朝食にケーキやピザを食べることではありません。

〈66日間の糖質制限〉プログラムの挑戦後、あなたは少し自由に生きてみたいと感じ、外食にも積極的になるかもしれません。1日3回の食事と1回のおやつが自分に合わない場合は、1回増やすか減らすかで微調整しましょう。「精製されていない炭水化物」だと過食にならない人は、バラエティーに富んだ精製されていない炭水化物を試してみてもいいでしょう。また、アルコールに依存しにくい人は分量を少し緩和しても構いません。大切なのは個人の創意工夫です。ですから、果物を食べると過食になる人は、逆に果物を食べないようにしてみましょう。夜8時以降に必ず過食になる人は、その時刻に注意してそれまでに食事やおやつを終えるようにしましょう。また、糖質制限は問題なくてもどうしても食事量が守れていなかった人は、このあたりでそろそろ食事量に気を付けましょう。以上が、私が〈謙虚な食事〉と呼ぶ食事のス

タイルの例です。

とにかく、あなたが脱線したら、基本プランである〈7つの宣言〉（第6章）と〈RRP（食の再構築プラン）〉（第7章）にいつでも戻りましょう。基本に戻ってしっかりした土台を踏みしめたら、あなたは自分の自由な決定の判断を誤ることはないでしょう。

66日間、本書の食事プランが実行できた後は、自分流にアレンジしてよい

新しい習慣を根付かせるには、第6章でもお伝えした通り66日間が最低限必要であることが分かっています。あなたが糖質制限と食事プランをできる限り守っていれば、**66日でしっかりした基礎ができているはずです。その場合、自分ならではの〈謙虚な食事〉を始めてください。けれど、これはあくまで最短の場合**です。

すべての人が同じではないので、人によっては習慣が根付くのに90日、1年とかかる場合もあります。中には5年かかった人もいます。けれど、そうした人たちでも最終的に糖質制限に慣れて、減量効果が上がりました。

このように、食との関係を癒すことは、骨折の治療とよく似ています。医師はあなたの骨を固定するために6週間ギプスをはめます。あなたは6週間後、医師の所に戻って検査を受けま

す。でも時々ですが、あなたは骨の回復にもう少し時間がかかると言われることもありますよね。糖質制限を根付かせるのも、そんな感じです。

66日どころか永久に続けても、もちろん大丈夫

なお、〈謙虚な食事〉は万人向きではありません。試してみてまだ早いと思う人は、元の食事術に戻しましょう。実際、本書で紹介してきた食事術で満足している人も多いようです。その場合は、もちろんこの食事術を続けて差し支えありません。

〈謙虚な食事〉で自分を刺激しないこと

〈謙虚な食事〉をするためには、油断が禁物です。常に注意する必要があります。そうしないと、あなたを刺激してしまいます。そのためには、常に謙虚さを保ち、いかなる危険信号にも注意を払い、懸命に築いてきた食の基礎を無視しないようにしましょう。そう、常に糖質に目を光らせていましょう。

心身や食生活が乱れたら、再び糖質制限を徹底すればよい

この食事をずっと続けることに不安な人もいます。けれど、あなたが充実した美しい人生を送るためには、必ず食に関するある種の枠組みが必要なのです。それは、美しい人生の代償です。

〈謙虚な食事〉を継続している私が指導する人たちは、毎日、大まかな食事プランがあります。彼らのプランは本当に多様です。おやつを増やしている人もいるし、逆におやつをやめた人もいるし、1週間に4回お酒を飲む人もいるし、プランにもっと脂肪を加えている人もいるし、タンパク質を増やしている人もいれば、大きく減量が進んだので時々ポテトチップスを食べる人もいます。食べ物の分量を量らない人もいます。**彼らはみんな、パンツが少しきつくなったら、元の食事プランに戻って心身を確認します。**

私は冒険好きなせいか地方に旅することが多いので、いつもの食事ができないようなことも多々あります。食事時間を決めることなどできませんし、食事内容も高いカロリーのものばかりだったりします。もちろん、私はどんな状況でも自分のプランに誠実であろうと努めますが、

それが無理なこともあります。それでも、私はその旅行を思いっきり楽しみます！

その場合は、帰宅した瞬間、私は〈ＲＲＰ〉と〈断糖宣言〉を徹底します。そんな時私は、**糖質制限の食事が優しく穏やかで癒しに感じます。決して、過酷だとか窮屈だとか思いません。**

それが今の私なりの〈謙虚な食事〉であり、私が人生に望むことをすべて実現する方法です。

〈謙虚な食事〉の前に、まずは〈7つの宣言〉に集中

〈謙虚な食事〉は、あなたが〈ＲＲＰ〉とテクニックを習得した後のものということを、念押ししておきます。あくまで、あなたが糖質制限で66日間自分を癒して、焦点を定め直して、食生活をリセットした後で、選べる次の段階のライフスタイルです。今はまず、何度でも成功するまで〈7つの宣言〉に集中してください。

第16章

糖質制限のプログラムを、自分に最も合うようにカスタマイズする。

あなたは、長く持続可能な食との関係を始めました。あなた専用の優しくて長続きする方法を作って維持するには、特別なケアが必要です。「末永く幸せに」は、この新しいライフスタイルなら可能です。これは、あなたにとってきっと人生で最善の決定になるはずです。一緒に、成功のための方法をまとめましょう。事前に用意すると、障害となる状況への対応が準備できます。

この章は、本書のまとめとなります。あなたは自分の行動を強固なものにして、糖質制限をまるで生まれつきの本能のように人生に定着させる方法を習得します。最初の年は、使用する方法を1ヵ月間はチェックすることをお勧めします。毎日の習慣にしましょう。取り除くものや新しい追加など、調整が必要かどうかチェックします。時間をかけて、あなたにふさわしいリズムを見つけましょう。こうして、自分の求めるものに近い自分だけの方法を使って、あなたにふさわしい人生を作っていきましょう。

あなただけのための糖質制限の方法をまとめよう

あなたに有効なものを慎重に組み合わせたいと思います。あなたの好きなこと、価値観に合ったものを入れます。これは、あなたのためだけのものです。

- ルール
- 危険信号
- あなたの糖質制限の理解者
- なくてはならないテクニック
- 〈案内役となる価値観〉と〈糖質制限の個人的な理由〉
- 好きなこと

ルール

あなたが守ろうと思う項目をチェックしてください。このチェックは、1ヵ月、3ヵ月、1年、5年と時間の経過で変化しても構いません。

▽あなたが節制すべきこと

- □砂糖
- □人工甘味料

□液体カロリー（ジュース、スムージー等）
□アルコールやドラッグ
　詳細（　　　　　　　　　　　　　　　　　　　　　）
□小麦粉、白米など精製炭水化物
□食事量への注意
□食べ物の測定
　食品の種類（　　　　　　　　　　　　　　　　　　）
□3～4時間半ごとに食事を摂る（食事1日3回とおやつ1回）
□食間のつまみ食い禁止
□食事プラン作り
□食料品の買い物
　いつ？（　　　　　　　　　　）　頻度は？（　　　　　　）
□定期的な体重測定
　頻度は？（　　　　　　　　　　　　　　　　　　　）

▽長続きのためのテクニック

□他者とつながる

詳細（誰とどんな頻度で？）（　　　）

□メディテーション（瞑想）

長さは？（　　　）頻度は？（　　　）

□感謝の行動

どのように？（　　　）

□運動と呼吸法

頻度は？（　　　）

その他の守ること

□（　　　）

□（　　　）

□（　　　）

危険信号

私はみなさんに、赤信号になる前の黄信号に注意を払ってほしいと思います。そうすれば、赤信号の危険に直面しなくて済むからです。**赤になってからより、黄色のうちに自分の行動を修正するのがずっとラク**です。

何事においても、道を踏み外しそうになる「前兆」というものがあります。まずい結果になる時は、こうした前兆が無視されているのです。過去の間違いから学んで、前兆に対して先手を打つようにしましょう。

食の基礎がぐらつき、あなたの方法の修正や助言が必要になる兆候とは何でしょうか？　あなたを不安定にして糖質に戻りたいと思わせるものは、思考、感情、行動、状況に要約されます。具体的に、何があなたに道を踏み外させましたか？　何が糖質に戻りたいと思わせましたか？　各々で、例を挙げてみます。

▼**思考**――「もう糖質制限を理解したから、プランなんて必要ない」「一口くらい問題ない」

▼**感情**――疲労、後悔、好奇心（プラスの感情が裏目に出ることもある）

▼**行動**――子どものアイスクリームの味見、一日中ナッツなどのつまみを口にする、食事時間

が開きすぎ、食べ過ぎ、過食の後に激しいエクササイズをして満足する

▼**状況**――糖質を強要する家族や友人との食事や外出

自分自身にとって危険な前兆を知ることは、糖質制限の成功の助けになります。表に書き加えて、注意しましょう。

あなたの糖質制限の理解者

あなたの糖質制限の理解者とは、あなたを助けてくれる人たちや共同体のこと。励ましや本音の意見をくれて、あなたが困った時に頼れる人たちとなります。

母親、いとこ、娘、友人、コーチ、セラピスト、教会のグループ、職場の同僚、同窓生、読書会やエクササイズの教室仲間、オンラインのグループなど、いろんな人が考えられます。彼らは、あなたを応援して勝利を祝福する人たちで構成されていて、長期的な目標を目指すあなたを応援して成功を信じています。彼らは、「あなたは、私がおいしいと思っているこのピザを、一緒に食べられないって言うの？」などと口にする友人ではありません。

あなたにとって大切なのは、危険な時に助けを呼べる人に囲まれていることです。もしあな

たが仕事の帰り道でパン屋さんのチョコレートクロワッサンをつまみたいと思ったら、あるいは職場に置かれた大型のキャンディー容器に腕をつっこみそうになったら、すぐに誰かに助けを求めましょう。

沈黙や秘密は、もうやめてください。人はじっと思考や感情に自分をゆだねて秘密の思いに浸っていると、他者とのつながりを断ってしまいます。糖質が蛇のようにスルスルと近づいてくるのは、そんな時。社会から切り離されて、孤独を感じている時です。**私が学んだ最大の教えは、「自分ひとりだけで成功できる人はいない」ということ**です。

あなたの理解者のリストを作りましょう。私は、状況が厳しくなった時に電話できるように、そのリストを自分の携帯電話に入れています。もしあなたに理解者がいないなら、急いでください！　今日から一歩前に踏み出して、食べ物で苦労している友人がいたら、その人に連絡してみましょう。また、直接交流ができる摂食問題の支援グループを見つけてください。

なくてはならないテクニック

第9章では、あなたが辛い時をやり過ごし、渇望をすり抜け、自分の感情をうまく扱うためのテクニックのすべてを検討しました。あなたの〈長期用テクニック〉（つながり、メディテーション、エクササイズ、呼吸法など）は、あなたの新しいライフスタイルを導きますから、難局で頼りになる〈緊急用テクニック〉（気を散らす、なだめる、アイスパックや氷を使用するなどの緊急処置）と同様に重要です。

あなたは、こうしたテクニックとしばらく付き合うと、どれが自分にとって一番有効か、どれがもっと磨くべきか分かってきます。そうすると、苦難が連続して襲ってきた時も、あなたには必要な技能が備わっていて安心できます。

糖質制限の最終的な成功のために、あなたのお気に入りのテクニックは常に意識して、さらに調査や上達が必要なテクニックの一覧も準備してください。できる限り頻繁にその一覧をチェックして修正していくのが、お勧めです！

〈案内役の価値観〉と〈糖質制限の個人的な理由〉

第12章で策定したあなた自身の〈案内役となる価値観〉と〈糖質制限の個人的な理由〉は、常にあなたが最高の人生の方向へ舵を取る助けになるでしょう。あなただけの方法による成功の原動力になります。

常に、自分の人生における価値観を見極めて重視しないと、あなたの羞恥心、自己嫌悪、失望といった感情がまた出てきて進歩を邪魔します。糖質摂取というその場しのぎに誘うのは、そうした感情です。

ですから、そんな感情にとらわれたら、次のように自問してください。「自分の価値観と調和するために、私はどんな行動を取るべきだろうか？」。そしてその行動を取ると、驚くほど状況が好転するはずです。

〈案内役の価値観〉と同様に〈糖質制限の個人的な理由〉は、糖質制限のコースからそれないための助けになるものです。頼りになるスローガン、マントラ（祈りや瞑想などで唱えられる聖なる言葉）として、心が道に迷った時に準備しておきましょう。そうすれば、自分が今なぜ糖質制限をしているのか、何が目的なのかを思い出すことができます。何か物足りないと感じる時も、本来の自分を取り戻す羅針盤になってくれます。

携帯電話の中でも冷蔵庫のドアでもいいので、このふたつを常に身近において、いつでも何度でも頼れるようにしておきましょう。

好きなこと

好きなことを見つけるなんて、ついでのことのように思えるかもしれません。しかし、それは全く真実とは異なります。**人生から糖質を除くと、あなたには大きな喪失感が残ります。食べ物以外で自分自身を喜ばせることを考えなければならない**のです。

長い間、あなたが糖質にどっぷり浸かってきたとしたら、どこか他の分野で自分を喜ばせることは難易度が高いと思うかもしれません。新しいことに挑戦して自分の安全地帯から踏み出すことは、無防備になる必要があるので、恐怖さえ感じる場合もあるでしょう。人気作家のニール・ドナルド・ウォルシュは、「人生は、安全地帯を出た時に始まる」と言っています。今こそ思い切って新しい人生に飛び込む時です。

何かに夢中になったり、誰かと親しくしたり、ワクワクや充足感があった時のことを思い出してください。かつてのあなたは、公園で絵を描いたり、長い散歩をしたりするのが好きだったかもしれませんね。コンサートに行くことや、ドライブ旅行が好きだったかもしれません。そんな喜びに満ちた素晴らしい時を、あなたの新しい人生のための発射台にしましょう。

糖質なしの人生に細心の注意を払うと、小さな嬉しいことに色々出会えます。通りの仔犬、雨上がりの匂い、お気に入りのテレビ番組、親友の笑い声。そんな小さなものに目を留めていると、どんどん大きな喜びになっていきます。

もっと色々な感情にひたり、様々な体験をして、恋愛やときめきや心の平和を感じたいと思い、そのために、ガーデニング・サークルに入会したり、ダンスを習ったり、小説を書いたり、デートしたり、占星術を楽しんだり、我が子ともっと一緒に過ごしたり……。一番大切なことは、前向きな気持ちにさせることを優先することです。それらは、あなたの精神を喜びで満たし、糖質に誘惑されにくくしてくれるでしょう。

スケジュールをカレンダーに書き込んだり、スマートフォンにリマインダー設定したりして、楽しい予定を絶対忘れないようにしましょう。

少し自分を愛して……！

あなたは、これからどのようにして自分自身との関係を癒していきますか？ そして、どのように自分への愛を育てて、自尊心を取り戻していきますか？ ただ頭の中で考えていても無理で、まず経験してみないと始まりませんよね。

でも幸運なことに、自己愛と自尊心は1個の値段で2個買える特売のようなものなのです！

これには、成功の秘訣があります。あなたは、「自分に優しくして自分を尊重することで、自己愛と自尊心を同時に作れる」のです。自分の言葉を実行し、これまでよりも厳しい道を歩み、糖質を使って簡単にごまかしていた困難を〈緊急用テクニック〉で乗り越え、疲れている時もランチを用意して、パーティーで5回も甘いものを勧められても固辞して……、そうすることで自己愛と自尊心は勝ち取ることができるのです。それら一つひとつの小さな行為が、自己愛と自尊心が枯渇したあなたの銀行口座の預金になります。

気持ちと行動の両面で自分にふさわしい素晴らしい人生を、毎日送ってください。頭の中の雑音は、どんどん静かになっていくでしょう。さらに、雑音が新しい声に変わります。それは、「よくやったね」というあなたへの歓声であり、「あなたは素晴らしい」という褒《ほ》め言葉であり、これから先の輝かしい未来について語る言葉になります。

第2章の〈断糖宣言〉がこの時、効力を発揮します。この宣言を守ることによって、あなたは自分と食との新しい関係の中をしっかりと前進し、花を咲かせることができます。忍耐と信頼と責任によって、あなたは全く新しい世界に入っていくことでしょう。そこでは、もうあなたが砂糖、小麦や白米などの精製炭水化物、行き当たりばったりのダイエットなどの奴隷になることはありません。自己嫌悪で疲れはてることもありません。

あなたが新しい人生で、一度失った光や力を取り戻すと思うと、私はワクワクします。あなたがこれからどんな人になるのか、そしてそれによって人生や周囲の世界がどんなふうに変わるかを見られたら、素晴らしいでしょうね。

あなたの新しい人生にようこそ。そこで、最高のあなたに出会えるでしょう。

おわりに——愛する読者の皆様へ

本書を買ってくださったあなたは、私にとってファミリーも同然です。私はあなたのことを愛しています！　まず、このような減量に関わる本を手に取ることは、とても勇気のいることです。読んで、提案に従うことは、さらに熱意のいることです。あなたは、今まで慣れ親しんできたラクな生き方ではなく、新しい挑戦をする決心をしました。

けれど、もしもまだあなたが、自分は不良品で糖質制限を貫徹できる能力のない人間だと信じ込んでいるとしたら、そんな考えはすぐに捨てるか、間違いだと宣言してください。なぜならば、あなたはたった1冊の本を読んだだけで、ここまで前進したからです！

私は、あなたの理解者のひとりです。これから先も、私の声援を忘れないでください。あなたには、私の全面的なサポートと愛と献身があります。

あなたは、自分で思っているよりもずっと強いのです。人は誰でも、人生において転機を迎えることがあります。そこには、必ずと言っていいほど、ふたつの道があります。その時私たちは、今までの道をそのまま行くか、今までより厳しい新しい道に行くかの選択に迫られます。

私はそうした瞬間を、「成長か、さもなければ死か」の瞬間と呼んでいます。それは、私が人生を深く掘り下げ、努力をして、再び立ち上がる時で、毎回転機のたびに、私はそれまでよりも強くなってきました。私はそうやって、糖質とダイエットによってズタズタにされて占領された精神を、また自分の力で取り戻したのです。

私は、本書があなたにとってそうした転機を起こすきっかけとなることを願っています。本書を読んだあなたの中には、すでに自由な未来の可能性の種が植え付けられました。世話をすれば、その種は成長します。糖質制限をすることでおとずれる未来は、想像をはるかに超えるほど充実して輝かしいものになることをお約束します。

そして、糖質制限で真実のあなたを取り戻せますように。数え切れないくらいたくさんの新しい冒険の始まりになりますように。

愛をこめて

モリー

謝辞

　この本の完成を助けてくれたこれから述べるすべての人たちに、堅苦しい挨拶《あいさつ》ではなく心の底からの感謝を述べたいと思います。もし私を知っている人なら、私が感謝の気持ちを表すためだけに本を1冊書けることを知っているはずです！

　私のエージェントで親友のステファニー・テードは、これまでのセラピストとしての私や、少しでも人を助けたいという私の気持ちを理解してくれています。あなたの知恵、直感、思いやりに感謝しています。出版社エイブリィの素晴らしいチーム、担当編集者の〈聖ルチア〉ワトソン、エイブリィの発行者のミーガン・ニューマン、あなたたちのおかげでワクワクしながらも抜かりなく大きな挑戦ができました。その他のチームのみなさん、アン・コスモスキ、サラ・ジョンソン、アリッサ・フォルツナト、ファリン・シュリセル、レイチェル・デュガン、スジー・スワーツ、リンジィ・ゴードンにも、愛と感謝の気持ちを送ります。あなたがたの勤勉と才能にはびっくりで、チベットのシンギングボウルを好きになってくれたことも嬉しかったです。そして、〈PRの女王〉ハイジ・クルップ、昔からずっと私を応援してくれてありがとう。大切な友人、ミシェル・ガーサイドには、いつも私を理解し信頼し、エージェントのステファニーを紹介してくれてありがとう。あそこから、本書の企画は動きだしたのです。

ニッキー・グランツには、この企画に豊かな才能を惜しみなく注いでくれたことに感謝します。過去6年に渡り、本書の実現のために柔軟で誠実でユーモアあふれる支援を懸命にしてくれました。マーティーとミシェル・ラーナーもありがとう。揺るぎない支援、それにニッキーと私に何度となくお宅を使わせてくれたことを感謝します。

アレクサンドラ・ウィルトに、心からの感謝を送ります。アレクサンドラは私の執筆のパートナーで、並外れた能力の研究者でもあります。私が自分の考えを金切り声で叫んでいた時でも、絶えずきちんと注釈ページを付けてくれて、彼女に90日間連続で仕事を頼んだ時さえ、頼もしく応じてくれました。彼女の情熱と献身のおかげで、本書の一貫性が保たれました。

私は、10年前からこのような本を書きたいと考えていました。4年前、友人で同僚のキルステン・コリンズと私は、とあるリトリート（保養所）にいました。その時の私は自信がなくて、自分になんて本を出すのは無理だろうと夢を諦めかけていましたが、彼女から「あなたが書かなければ誰が書くの?」と叱咤激励《しったげきれい》されて、また挑戦しようと思うことができたのです。キルステン、私を信じてくれてありがとう。

私はセラピストなので、文章の書き方を学ばなければなりませんでした。リンダ・シルヴァースタイン、ウィル・リッピンコット、リサ・カウフマン、ご指導をありがとう。その他にもたくさんの方々に執筆をお手伝いいただきました。〈グーグル・ドキュメント〉にも感謝します。

本書は、私のマンハッタンのクリニックである〈BEACON〉プログラムがなければ、決して実現しなかったでしょう。私の母はきっと、〈BEACON〉のことを彼女の初孫だと言うと思います。〈BEACON〉は、時には奇抜な私のアイデアが全部うまく噛み合った場所で、本書の構想がすべて生みだされた場所です。〈BEACON〉と私は、まさに天使たちの恩恵を受けてきました。本当にたくさんの天使のような人たちが参加して、助けてくれました。

特に、私が糖質制限の指導をしたみなさんには、私たちスタッフに心を開いてくださって感謝します。私は、永遠にあなたがたに感謝します。

長い年月をかけて今の私を形成してくれた私の師、教師、同僚たちに感謝します。みなさん、愛しています。

そして、素晴らしいスピリチュアルのコミュニティーに感謝します。あなたがたが私を愛してくれたおかげで、私は自分の愛し方を学ぶことができました。私はあなたがたから、つながり、利他主義、人との交流とは何かを学びました。心から仲間と呼べる素晴らしい人たちに、感謝でいっぱいです。

私の親友で良きパートナーのミシェル・ストックノフに心から感謝しています。恐れることなく惜しみない愛情とサポートを終始変わらず与えてくれてありがとう。私自身が信じられなかった私のことを常に信じてくれたローレン・テイラー・ウォルフにも、心からの感謝を送ります。ローレンは私にとって、永遠に勇気、愛情、癒しの源で、誠実とは何かを教えてくれた〈シスター〉です。彼女は、18歳の私にダンスの踊り方を教えてくれた人でもあります。

そして、私の愛するゴッドチャイルドたち（名付け子）も、新しい愛を教えてくれてありがとう。

ママのロビン、いつも私を愛し、私のために色々な犠牲を払ってくれてありがとう。言葉で言えないほど愛しています。義理のパパのアラン、やりすぎなくらいの応援をありがとう。パパのジェフ、あなたから受け継いだものに感謝しています。義理の兄弟たち、いつも笑わせてくれてありがとう。5歳からの幼馴染の親友、ジェニファー・コーウィン、あなたは家族同様、私の基礎の揺るぎない部分です。そして、3人の従妹たち、ありがとう。

最後に、読者のみなさんには、何度ありがとうと言っても足りない気持ちです。本書を最後まで読んで、私の言葉に耳を傾けてくださってありがとうございます。心からの愛と感謝と共に、私があなたの成功を常に応援していることを忘れないでください。

【付録A】テクニックリスト

自分のためのテクニック

今週のテクニック（以下のテクニック集から選びましょう）

●緊急用テクニック

1（　　　　　　　　　　　　　　　　　　）
2（　　　　　　　　　　　　　　　　　　）
3（　　　　　　　　　　　　　　　　　　）

●長期用テクニック

1（　　　　　　　　　　　　　　　　　　）
2（　　　　　　　　　　　　　　　　　　）
3（　　　　　　　　　　　　　　　　　　）

・使ったテクニックを気に入ったか？
・そのテクニックをまた使いたいか？
・そのテクニックを定番にすべきか？

緊急用テクニック集

■ひとりの時の気の散らし方

・本を読む
・テレビを観る
・手芸や工芸など手作業をする
・家の外を歩く
・友人に電話する
□あなたが思い付いた気の散らし方を書こう（　　　　　　　　　　　　　　　　　　　）

■他の人と一緒でもできる気の散らし方

• 洗面所に行く／一休みする
• 冷たい水を顔にかける
• 自分がたくみに誘惑を回避しているところを想像する
• 自分がどこか他の場所にいることを想像する
□あなたが思い付いた気の散らし方を書こう（　　　　　　　　　　）

■自分をなだめる方法

• 熱いシャワーを浴びる、お風呂に浸かる
• お香やアロマを使う
• 音楽を聴く
• ペットを抱きしめる
□あなたが思い付いたなだめ方を書こう（　　　　　　　　　　）

■待ったなしの時の方法

• 深呼吸
• 漸進的筋弛緩法〈PMR〉（目をつぶり、例えば肩を10秒間緊張させて、すっと力を抜いて

30秒間その感じを味わうなど、筋肉の緊張と弛緩を繰り返し、その状態に意識を向けて、一番弛緩する状態を認識する）

- アイスパックや氷を使用する

□あなたが思い付いた方法を書こう（　　　　　　　　　　　　　　　　）

長期用テクニック集

■つながり

- クラブや同好会などに参加する
- 礼拝、祭祀《さいし》などの宗教儀式やお祭りなどに参加する
- 家族や友人と連絡を取る
- 自分と同じような問題を抱えた人が集まる〈自助グループ〉に行く

□あなたが思い付いた方法を書こう（　　　　　　　　　　　　　　　　）

■祈りと感謝

- 感謝したことを日々書き留める

- 黙とうを捧げる
- 自分の信念をマントラのように唱える
- 宗教儀式などに参加する

□あなたが思い付いた方法を書こう（　　　　　　　　　　　　　　）

■瞑想

- スマートフォンの〈瞑想アプリ〉を使って瞑想を始める
- 呼吸に集中する
- 五感のいずれかに集中する
- 歩く動作に伴う感覚に意識を集中させる〈歩く瞑想〉をする

□あなたが思い付いた方法を書こう（　　　　　　　　　　　　　　）

■カラダと動き

- 歩く
- エクササイズの教室に入る
- スポーツをする

・軽いハイキングをする

□あなたが思い付いた方法を書こう（　　　　　　　　　　　　　　　　　　）

【付録B】〈RRP（食の再構築）レシピ〉

分量の基本パターン

※野菜は毎回、自由に付けて構わない

朝食のレシピ

（A）タンパク質2盛り＋炭水化物1盛り＋果物か脂肪1盛り
（B）タンパク質2盛り＋炭水化物2盛り
（C）タンパク質3盛り＋炭水化物か果物1盛り

ランチのレシピ

（A）タンパク質3〜5盛り＋炭水化物1盛り＋脂肪1盛り＋野菜
（B）タンパク質3盛り＋炭水化物1〜2盛り＋脂肪1盛り＋野菜
（C）タンパク質3〜5盛り＋脂肪2盛り＋野菜

おやつのレシピ

（A）タンパク質2盛り＋果物や野菜1盛り
（B）脂肪2盛り＋野菜
（C）タンパク質2盛り＋炭水化物1盛り

夕食のレシピ（ランチと同じ）

1盛りとは、どれくらい？

タンパク質1盛りとは

すべてのタンパク質が同様に作られているわけではありません！　カロリー計算は必要ありませんが、カロリーの摂り過ぎをしないように意識しましょう。

●**1盛り　約30g**

- 子牛の肉
- 牛肉

- 豚肉
- ラム（子羊の肉）
- 鶏のもも肉
- ソーセージ（無糖）
- 豆腐、油揚げ、厚揚げ、テンペ
- 鮭
- チーズ

●1盛り　約60g

- ターキー（七面鳥）
- ツナ（マグロ）
- 鶏のむね肉
- 魚貝類など（鮭以外）
- コールド・カット（スライスした冷製の調理済み肉の総称。ミートローフ、ハム、ローストチキンなど）

●その他のタンパク質1盛り

- 卵　1個
- 卵の白身　3個分（1／4カップ）
- 種（ヒマワリの種など。無塩が望ましい）　約15g
- サヤ付き枝豆　1／2カップ
- サヤから出した枝豆　1／3カップ
- 調理した豆類　1／3カップ（タンパク質としても炭水化物としても使えます）
- カッテージチーズ　1／2カップ
- 無糖ヨーグルト　1／2カップ
- 脱脂粉乳　約240mℓ
- リコッタチーズ　1／4カップ
- 大豆ミート　1／2カップ
- 三角チーズ（6pチーズ）1個
- ナッツバター（無糖のピーナッツバターやアーモンドバターなど）　大さじ1
- ナッツ（無塩が望ましい）　約15g

炭水化物1盛りとは

●乾燥状態で1/3カップ（調理後で1/2カップ）

- オートミール
- オートブラン
- 玄米
- キヌア

●その他の炭水化物1盛り

- ブランパン（ローソンやネットで買える、小麦の表皮部分のふすまを使ったパン）　1枚
- メステマッハー・オーガニックプロテインブロート（アマゾンや輸入食品店で買える、全粒ライ麦・全粒小麦などを原料としたパン）　1枚
- エゼキエルパン（アメリカで流通している、著者お勧めの小麦・大麦・キビなどの全粒穀物とレンズ豆などを原料としたパンだが、日本では現在のところ入手が難しい）　1枚
- その他の低糖質パン　1枚
- 調理したジャガイモ　120g
- 調理したサツマイモ　120g

- トウモロコシ　1本
- エンドウ豆（グリーンピース）　1カップ
- ひよこ豆のペースト（フムス）　大さじ4（1／4カップ）
- 調理したカボチャ　120g
- 玄米餅　2〜3個（約90〜120キロカロリー）
- ヴァーサ・クリスプブレッド（全粒ライ麦粉が原料）　2枚
- マリーズゴーン・クラッカー（小さめで有機グルテンフリー）　12枚
- 調理した豆（炭水化物としてもタンパク質としても使えます）　1／3カップ

果物1盛りとは

大部分の果物1盛りは、果物丸々1個か約180g。ただし次の果物は、カロリーが高く糖質が多く含まれているので、1盛りを90gにすることをお勧めします。

- アサイー
- バナナ（中くらいのサイズの半分）
- イチジク

- ブドウ
- マンゴー
- パパイヤ
- パイナップル
- ザクロ

脂肪1盛りとは

- バター　大さじ1
- マーガリン　大さじ2
- 油　大さじ1
- マヨネーズ　大さじ1
- ワカモレ（アボカド＋ソース）　大さじ3
- サワークリーム　大さじ3
- タヒニ（ゴマのペースト）　大さじ1
- クリームチーズ　大さじ2
- オリーブ　15個

- 中くらいのアボカド　1／3個（約60g）
- ナッツや種子（アーモンド、ブラジルナッツ、バターナッツ、カシューナッツ、チアシード、フラックスシード、ヘーゼルナッツ、マカデミアナッツ、ピーナッツ、ピーカンナッツ、松の実、カボチャの種、ピスタチオ、ゴマ、煎り大豆、ヒマワリの種、ウォールナッツなど）　大さじ1（約15g）

野菜1盛りとは

野菜1盛りは、生野菜3カップか、調理した野菜2カップになる。

けれど正直に言って、あなたの食との関係は野菜を大量に食べて機能不全になったのではないはずです。よって、あなたが野菜をもう少し食べたい場合は好きなようにしても構いません。

〈RRP（食の再構築）レシピ〉

各レシピは、朝食用とランチ／夕食用があり、さらに調理時間で次の3つに分かれる。

- クイック・レシピ（ほとんど調理時間なし！）
- レギュラー・レシピ（少し調理時間が必要）

・スロー・レシピ（調理時間が必要）

レシピはすべて、1人用。

朝食のレシピ　（A）タンパク質2盛り＋炭水化物1盛り＋果物か脂肪1盛り

●クイック・レシピ（ほとんど調理時間なし！）

◎ファミレス風朝食プレート

卵2個のスクランブルエッグ、1／3カップのオートミールか玄米を調理したもの（炊いた玄米1／2カップ）、果物1盛り、野菜

◎バナナとカッテージチーズのトースト（ベジタリアン）

低糖質パン1枚をトーストして、カッテージチーズ1カップを塗る。中くらいのバナナ1／2本かイチゴ3／4カップをスライスしてパンにのせる。シナモンパウダーを振りかける。

◎バナナとピーナッツバターのトースト（ヴィーガン）
低糖質パン1枚をトーストして、無糖のピーナッツバターかアーモンドバター大さじ2を塗る。中くらいのバナナ1／2本をスライスしてパンにのせる。

●レギュラー・レシピ（少し調理時間が必要）

◎卵とミックスベリーのトースト（ベジタリアン）
卵2個をスクランブルでも目玉焼きでも好きな調理法で作る。低糖質パン1枚をトーストして、ミックスベリー（イチゴ、ブルーベリーなど）3／4カップと一緒に食べるか、果物なしでトーストにバター大さじ1を塗って食べる。

◎ヨーグルトパフェ（ベジタリアン）
無糖ギリシャヨーグルト1／2カップ、バニラエッセンス少々、調理したキヌア1／2カップ、無糖ココナッツフレーク大さじ4、アーモンドフレーク大さじ1、ミックスベリー1／2カップを全部混ぜて出来上がり！

◎アップルパイ・ボウル（ベジタリアン）
ボウルに、調理したオートミール1／2カップと無糖ギリシャヨーグルト1／2カップを入れて混ぜる。シナモンパウダーを振る。アーモンドフレーク大さじ1と、中くらいのリンゴ1個をスライスしてのせる。

◎ナッツバター・ボウル（ヴィーガン）
ボウルに、調理したオートミール1／2カップと中くらいのバナナ1／2本をスライスして入れ、無糖のアーモンドバターかピーナッツバター大さじ2、無糖アーモンドミルク大さじ2を入れる。電子レンジで1分間温めて出来上がり！

●スロー・レシピ（調理時間が必要）

◎リコッタチーズとマッシュルームのトースト
マッシュルーム（薄切り）　1／8カップ
玉ねぎ（薄切り）　1／8カップ
リコッタチーズかカッテージチーズ　1／2カップ

レモンの皮かチャイブ（ネギの仲間。アサツキでも可）　少々。なくてもよい。
トーストした低糖質パン１枚

テフロン加工のフライパンを中火で温める。フライパンに油を少しひく。マッシュルームと玉ねぎを加えて、水分が大方なくなるまで５分ほど炒める。チーズとレモンの皮を小さなボウルで混ぜる。トーストしたパンにチーズを塗る。その上にマッシュルームと玉ねぎをのせる。好みの果物を添える。

◎スペイン風オムレツ
ラップをかけて電子レンジで加熱したサツマイモを荒くつぶしたもの　約１２０g
クミン　大さじ１／４
塩　小さじ１／８
玉ねぎ（小さな角切り）　１／８カップ
ピーマン（小さな角切り）　１／８カップ
大豆ミート、ひき肉、ツナ、つぶした水煮大豆など　１／２カップ
風味付けのチリパウダー

卵の白身　3個分
アボカド（小さめの角切り）　中くらいの1／3個（約60g）
パクチー

テフロン加工のフライパンを中～強火で温める。フライパンに油を少しひく。フライパンにサツマイモ、クミン、塩を加えて、時々かき混ぜながら5分ほど炒める。玉ねぎとピーマンを加えて、さらに5分ほど炒める。大豆ミートなどを加えて、さらに5分ほど炒める。チリパウダーを加える。フライパンに卵の白身を加えて混ぜる。蓋をして、2～3分加熱し、全体が固まるまでそのままにする。出来上がりに、アボカドとパクチーをのせて食べる。

朝食のレシピ　（B）タンパク質2盛り＋炭水化物2盛り

●クイック・レシピ（ほとんど調理時間なし！）

◎チーズトースト（ベジタリアン）
トーストした低糖質パン2枚の上に、チーズ60gをのせてとかして、パンを重ねる。

◎ナッツバタートースト（ヴィーガン）

トーストした低糖質パン2枚に、無糖のアーモンドバターかピーナッツバターを塗る。

◎サツマイモと卵（ベジタリアン）

サツマイモ1個（240g）を皮付きのままアルミホイルに包んでオーブントースターで加熱するか、ラップをかけて電子レンジで加熱してやわらかくして、縦切りにする。卵の目玉焼きを2個作り、サツマイモの上にのせる。

◎カッテージ・カップ（ベジタリアン）

カッテージチーズ1カップと、スライスした中くらいのバナナ1／2本を混ぜて、ウォールナッツ・ハーフを7片くらいのせる。

朝食のレシピ　（C）タンパク質3盛り＋炭水化物か果物1盛り

●レギュラー・レシピ（少し調理時間が必要）

◎具入りオムレツとトースト

オーブンかオーブントースターを180度にセットしておく。卵2個を溶き、ターキー・チキン・ハムなどの加工肉を小さくほぐしたものかツナ60gを混ぜる。小さな耐熱容器に注ぎ、10分ほど焼く。低糖質パン1枚をトーストして、一緒に食べる。

◎マグカップ・ドリア（ベジタリアン）

大きめのマグで、卵2個、フェタチーズかカッテージチーズ30g、調理したオートミール1／2カップ（乾燥状態で1／3カップ）、ほうれん草少々、赤ピーマンと玉ねぎの小さい角切り少々を混ぜ合わせる。ゆるくラップをして、電子レンジで90秒くらい加熱する。

◎チアシードのプディング（ベジタリアン）

メイソンジャー（耐熱ガラス容器）かタッパーウェアなどに、チアシード大さじ2、無糖ヨーグルト1／2カップ、調理したキヌアか玄米1／2カップ、バニラエッセンス少々を全部入れて混ぜる。夜に作って冷蔵庫に入れ、翌朝に食べる。

ランチ／夕食のレシピ　Ⓐタンパク質3～5盛り＋炭水化物1盛り＋脂肪1盛り＋野菜

●クイック・レシピ（ほとんど調理時間なし！）

◎無糖ギリシャヨーグルトとチキンサラダ（市販のもの）

●レギュラー・レシピ（少し調理時間が必要）

◎サツマイモとチキン

オーブントースターなどで焼いた小さめのサツマイモ（約120g）を半分に切り、調理したブロッコリー3／4個と同じく調理した鶏のむね肉約240g（市販のパックチキン2個）を粗みじん切りにして振りかける。電子レンジなどでとかしたバター大さじ1をかけ、チャイブ（アサツキ）を振る。

◎ギリシャ風サラダ

大きなボウルに、サラダほうれん草をちぎって入れ、粗みじん切りのキュウリ、ひよこ豆の水煮缶など調理した豆を2／3カップ、薄切りのトマト、豆腐約60g（小パックの半分）、フェタチーズかカッテージチーズ30～60g、刻んだ黒オリーブ5個、無糖ドレッシング大さじ1、バルサミコ酢大さじ1～2を入れて混ぜる。

◎レタス・バーガー

サラダ菜かレタスなどの大きな葉　4枚
ひよこ豆ペースト〈フムス〉（カルディ、成城石井、アマゾンなどで買える）　1／4カップ（大さじ4）
ターキーやチキンなどの加工肉　240g
固ゆで卵　1個
トマト（粗みじん切り）　適量
玉ねぎ（粗みじん切り）　120g
塩コショウ
ピーマンやパプリカなど歯ごたえのある生野菜　120g
無糖ドレッシング　大さじ1

各レタスの葉1枚にフムス大さじ1を置いて、並べる。ターキーなどの加工肉を粗みじん切りにして、60gずつ各レタスにのせる。次に固ゆで卵も粗みじん切りにして、トマトと玉ねぎと一緒に合わせて、各レタスにのせる。塩コショウを振る。4つのレタスを巻いて食べられるように皿に並べ、ピーマンなどの野菜に好みの無糖ドレッシング大さじ1をかけて添える。

◎オープンバーガーとサラダ

1個90～120gのハンバーガーパティか薄めのハンバーグ両面を、ガーリックソルト小さじ1／2で味付けしておく。中～強火で温めたフライパンに入れ、片面を3分焼き、ひっくり返して反対面もこんがり茶色に色づくまで4～5分焼き、中まで火が通るように注意する。低糖質パン1枚をトーストして、薄切りのトマト、スライスしたアボカド1／3、チーズ30gの上に焼けたパティをのせる。無糖ドレッシング大さじ1をかけたミニサラダを添える。

◎ローストチキン

鶏のむね肉のローストチキン（ロティサリーチキン、鶏のあぶり焼き、鶏のオーブン焼き）180～240g、もも肉なら90～150gを購入し、蒸し野菜など3／4カップ、バター大さじ1を添えた調理した小さなサツマイモ（120g）と一緒に食べる。

●スロー・レシピ（調理時間が必要）

◎チキンソーセージ（チキンウインナー）とピーマン

ぶつ切りのチキンソーセージ　90～150g
玉ねぎ（粗みじん切り）　1／2個
ピーマン（粗みじん切り）　1個
ニンニク（みじん切り）　1／2～1片
塩コショウ
鶏ガラスープ　1／2カップ
調理したキヌアか玄米　1／2カップ
飾り用のパセリ（みじん切り）　大さじ1
サワークリーム　大さじ3（または、スライスした中くらいのアボカド1／3個）

フライパンを中火で温めて、油を少しひく。ソーセージをこんがり黄金色になるまで焼く。玉ねぎ、ピーマン、ニンニク、塩コショウを加えて2～3分炒める。鶏ガラスープを入れて、小さな泡が表面に少しずつ上がってくるまで煮立てる。キヌアか玄米の上にかける。最後にパセリとサワークリームをのせる。

◎豆腐の玄米炒め（ヴィーガン）

硬めの木綿豆腐（さいころ切り）　90～150g（小パック1個）

炒めもの用野菜　240g

醤油　大さじ1

ゴマ油　大さじ1

炊いた玄米　1／2カップ

フライパンを中～強火で熱し、油を少しひく。豆腐を並べて1分焼いて、さらに動かしながらもう1分炒める。野菜を加えて炒め、醤油とゴマ油を足して、最後に玄米も足す。全部一緒に3～4分さらに炒める。

ランチ／夕食のレシピ　(B)タンパク質3盛り＋炭水化物1～2盛り＋脂肪1盛り＋野菜

●クイック・レシピ（ほとんど調理時間なし！）

◎サンドイッチ

サンドイッチ用に、2枚の低糖質パンをトーストする。パンにマヨネーズ大さじ1を塗り、ターキー・チキン・ハムなどの加工肉180gをはさむ。レタス、トマトもはさみ、塩コショウをかけたら、出来上がり！

●レギュラー・レシピ（少し調理時間が必要）

◎メキシカン・ボウル

ボウルに、調理した鶏のむね肉180g（粗みじん切り）、玄米1／3〜2／3カップと豆少々、中くらいのアボカド1／3個（薄切り）、トマト（適量を粗みじん切り）を入れて、混ぜ合わせる。

◎エッグ・チーズポテト（ベジタリアン）

テフロン加工のフライパンに油を少しひき、卵の白身を1カップ分焼く。120〜180gのジャガイモ1個を皮付きのまま半分に切り、ラップをかけて電子レンジで加熱してやわらかくする。ジャガイモに焼いた卵の白身とチーズ30gをのせて電子レンジで少し加熱してチーズをとかし、バター大さじ1かサワークリーム大さじ3をのせ、最後にチャイブ（粗みじん切り）を散らす。

●スロー・レシピ（調理時間が必要）

◎魚のオーブン焼き
鯛の切り身（または好きな魚の切り身、180g）
とかしバターかオリーブオイル　大さじ1
レモン汁　大さじ1
ガーリックパウダー　小さじ1／2
塩コショウ
ケッパー　大さじ1
オレガノ　小さじ1／8
パプリカ（粉）　少々
オリーブオイル　大さじ1

ゴマ　小さじ1
蒸し野菜　約360g
炊いた玄米　1／2カップ

オーブンかオーブントースターを200度にセットしておく。魚の切り身を20センチ角くらいの耐熱皿に入れる。小さなボウルで、とかしバター、レモン汁、ガーリックパウダー、塩コショウを混ぜて、切り身にかける。切り身に、ケッパー、オレガノ、パプリカを散らす。蓋なしでオーブンに入れ、10〜15分焼いて、魚の身が簡単にフォークで取れるようになったら出来上がり。蒸し野菜、オリーブオイルとゴマをかけた玄米を魚と一緒に盛り付ける。

ランチ／夕食レシピ　（C）タンパク質3〜5盛り＋脂肪2盛り＋野菜

●レギュラー・レシピ（少し調理時間が必要）

◎エビのサラダ
大きなボウルに、ロメインレタス、サンチュなど好みの葉野菜をちぎって入れ、ゆでて刻んだエビ180～240g、薄切りした固ゆで卵1個、チェリートマト、粗みじん切りしたキュウリを合わせる。オイル大さじ2と無糖のブルーチーズドレッシングなどをかけて、よく混ぜ合わせる。

◎きのこバーガー

焼き目が付くグリルパンなどを中～強火で温める。ハンバーガーパティか薄めのハンバーグ90～150gの両面を、ガーリックソルト小さじ1／2で味付けする。熱くなったグリルパンにパティを置いて約3分焼き、ひっくり返して裏面も焼き色がつくまで4～5分焼く。中まで火をよく通す。

オーブンかオーブントースターを230度にセットする。大きなポートベローマッシュルーム（大きくて平たいシイタケで代用可）2個を紙ナプキンで拭いて、石突き（軸）の部分を取る。オーブンの天板にアルミホイルを敷いて、マッシュルームの裏側を上にして並べる。塩コショウを振る。マッシュルームが薄茶色になるまで焼く（外側をパリパリにすると美味）。オーブンからマッシュルームを出して、パティをはさむ。大さじ2の好みのオイルと無糖ブルーチーズドレッシングなどをかける。

◎鮭のサラダ
大きなボウルに、レタス、ゴートチーズ（クリームチーズなどを小さめに切って代用可）30g、ナッツ（粗みじん切り）大さじ1、好みの野菜を入れる。その上に、焼いた鮭90gをほぐしてのせ、無糖ドレッシング大さじ1をかける。

◎カリフラワー炒飯（ベジタリアン）
〈冷凍カリフラワーライス〉約360gを袋の指示に従って調理し、好みの野菜も調理しておく。醤油大さじ1～2、卵2個と1／2個分の卵白、ゴマ油大さじ2を準備する。

フライパンを中火で温める。フライパンに油を少しひき、調理したカリフラワーライスと野菜と醤油を入れ、5分間炒める。卵をといたものを加えて、ライスと混ぜ合わせて火が通るまで4～5分炒める。ゴマ油を加えてからさらに1～2分炒めて、全体によく混ざるようにする。

◎ズッキーニのミートソース・スパゲティ
テフロン加工のフライパンに油大さじ1を入れ、中火にかけて温める。赤身の牛ひき肉90～150gを入れて、3～4分加熱する。時々かき混ぜて、肉が茶色く色づくまで、よく火を通す。トマトソース1／2カップを足して、さらに1分煮る。ズッキーニヌードル240gとトマトソース1／2カップを加える。弱火にして、5〜10分煮る。食べる時にサワークリーム大さじ3をかける。

注）おいしいズッキーニヌードルの作り方

ズッキーニを皮つきのまま、スライサーなどで細長いヌードル状にスライスする。ザルに入れて、塩少々を振って混ぜて、30分ほど置く。そっと余分な水分を絞る。フライパンに入れ、中火〜強火で5分ほど炒める。

●スロー・レシピ（調理時間が必要）

◎スパイシー・カシューナッツ炒め（ベジタリアン）

〈炒めもの用冷凍野菜〉か、熱が通りやすい形に切った野菜（ニンジン、ブロッコリー、赤ピーマン、玉ねぎなど）　180〜240g

野菜ブイヨンスープ　1／3カップ

醤油　大さじ2

チリガーリック・ソース（豆板醤でも可）　大さじ1〜2

おろしショウガ（好みで）　小さじ1
カシューナッツ（あれば生）　90g
ゴマ油　大さじ2

大きめのフライパンを中〜強火にかけて、野菜とブイヨンスープ、醤油、チリガーリック・ソース、ショウガを入れて、玉ねぎが食べやすくやわらかくなるのを目安に加熱する。カシューナッツを加えて、ゴマ油を全体に回しかける。

◎ピーマンの肉詰め
大きめのピーマン　2個
塩
玉ねぎ（粗みじん切り）　1／2個
マッシュルーム（シイタケなどでも可、粗みじん切り）　150g
トマト（粗みじん切り）　1個
牛ひき肉　120g
ピザ用シュレッドチーズ　30g

葉野菜　2カップ
無糖ドレッシング　大さじ2

オーブンかオーブントースターを175度にセットする。ピーマンの上部をカットして取っておき、種と中身を捨てる。5分ほどゆでて、中の水分を切っておく。ピーマンの中に軽く塩を振っておく。

とっておいたピーマンの上部を粗みじん切りにして、玉ねぎ、マッシュルーム、トマトと合わせる。テフロン加工のフライパンを中～強火で温める。ひき肉とピーマンなど粗みじん切りした野菜を一緒にフライパンに入れて、時々かき混ぜるようにして3～4分炒める。ひき肉は茶色く色づくまでよく炒める。

ひき肉と野菜を炒めたものを、ピーマンの数に均等に分けて入れる。オーブンの天板にアルミホイルを敷き、ピーマンを並べた上からシュレッドチーズをかける。175度で30分ほど焼き、ピーマンがやわらかくなったのを確かめる。皿に葉野菜と一緒に並べ、好みの無糖ドレッシング大さじ2を添える。

おやつのレシピ　（A）タンパク質2盛り＋果物や野菜1盛り

●クイック・レシピ（ほとんど調理時間なし！）

◎プロテインバー

プロテインバーは食欲の引き金になる人がいるので、注意が必要。プロテインバーを買う場合は、以下の条件を満たす商品を選ぶ。

- 糖類や糖アルコール（エリスリトールなど）が3g以下
- 250キロカロリー以下
- タンパク質が11g以上
- 食物繊維が5g以上

◎シナモンアップル・ヨーグルト（ベジタリアン）

無糖ギリシャヨーグルト1カップに、荒く刻んだリンゴ180gを入れて、シナモンを振る。

◎野菜スティックとヨーグルトディップ（ベジタリアン）

無糖ギリシャヨーグルト1カップに、ガーリックパウダー、オニオンパウダー、ハーブなどを混ぜ合わせてディップを作る。野菜スティック（ニンジン、セロリー、キュウリ、ピーマン、パプリカなど）180gにディップをつけて食べる。

◎ヨーグルトとベリー（ベジタリアン）

無糖ヨーグルト1カップに薄切りしたイチゴなどベリー類3／4カップを混ぜる。

◎バナナ・ナッツ（ヴィーガン）

中くらいのバナナ1／2本（約90g）を薄切りにする。どんな種類でもいいのでナッツ30gを透明バッグに入れて、外から叩いてつぶす。バナナをバッグに入れて、つぶれたナッツを押し付ける。

◎チーズとブドウ（ベジタリアン）

棒状のさけるモッツアレラチーズ2本（またはナッツ30g）とブドウ3／4カップ。

◎アップル・サンドイッチ（ヴィーガン）

リンゴ1個（皮付き）を、横向きに幅1センチくらいの輪切りにする。芯の部分が硬い場合は、そこだけ丸く取る。スライスにアーモンドバターかピーナッツバターを塗る。2枚を重ねてサンドイッチにする。

◎トマトとモッツアレラチーズのサンド（ベジタリアン）

特大サイズのトマト1個（皮付き）を、横向きに幅1センチくらいの輪切りにする。モッツアレラチーズ60gを薄切りにして、トマト2枚の間にバジルと一緒にはさむ。バルサミコ酢大さじ1〜2をかける。コショウを挽いて振る。

●レギュラー・レシピ（少し調理時間が必要）

◎ゆで卵とキュウリ（ベジタリアン）

キュウリ1本を小口切りにする。固ゆで卵2個を薄切りしてキュウリにのせる。塩コショウを振る。

おやつのレシピ　（B）脂肪2盛り＋野菜

●クイック・レシピ（ほとんど調理時間なし！）

◎野菜とドレッシング（ヴィーガン／ベジタリアン）

ピーマンかパプリカ1個を薄切りして、無糖ドレッシング大さじ2をかけて食べる。

◎野菜とワカモレ（ヴィーガン）

ワカモレ（アボカド＋ソース）大さじ6を、ニンジンのスティック、ピーマンの薄切り、キュウリの小口切り、大根やカブの薄切りなど好みの野菜180gと一緒に食べる。

◎ナッツとベビーキャロット（ヴィーガン）

ナッツ小袋（約200キロカロリー）1個をベビーキャロット180gなど好みの野菜と一緒に食べる。

●レギュラー・レシピ（少し調理時間が必要）

◎アボカドとトマトのサラダ（ヴィーガン）

中くらいのアボカド1／3とトマト1個を薄切りにする。トマトの上にアボカドをのせる。大さじ1のオリーブオイルか無糖ドレッシングをかける。塩コショウを振る。

おやつのレシピ　（C）タンパク質2盛り＋炭水化物1盛り

●クイック・レシピ（ほとんど調理時間なし！）

◎ターキーとクラッカー

ターキー・チキン・ハムなどの加工肉のスライス120gとマリーズゴーン・クラッカー（小さめの有機グルテンフリー）12枚

◎チキンとひよこ豆のペースト

市販の調理した鶏のむね肉1パック（約120g）に、ひよこ豆のペースト（フムス）大さじ4を添える。

◎ピーナッツバター・トースト（ヴィーガン）
トーストした低糖質パン1枚に、無糖ピーナッツバターかアーモンドバター大さじ2を塗る。
◎シナモン・オートミール（ベジタリアン）
調理したオートミール1／2カップ（乾燥状態で1／3カップ）をリコッタチーズ（またはカッテージチーズ）1／2カップと混ぜて、シナモンを振る。
◎チーズクラッカー（ベジタリアン）
クリームチーズをヴァーサ・クリスプブレッド（全粒ライ麦粉が原料）2枚に塗る。

著者略歴

モリー・カーメル (Molly Carmel)

摂食障害セラピスト。コーネル大学で社会福祉学を学び、コロンビア大学の社会福祉学大学院で修士号を取得。自分自身が糖質依存、過食、肥満を克服した斬新なメソッドを使い、マンハッタンのメンタルケア・クリニック〈BEACON〉で、何千人もの同様の問題に悩む人々を助けてきた。著者自身も145kgの体重から減量に成功。情熱的で面倒見のよい指導と独自の継続可能な糖質制限が、高い評価を得ている。

インスタグラム：https://www.instagram.com/mollycarmel/?hl=ja

訳者略歴

森 由美 (もり・ゆみ)

英日翻訳者。上智大学卒業、米国ハンボルト大学の社会科学大学院で歴史学の修士号を取得。理工系大学院の英語教育、映画関係の産業翻訳にも携わる。訳書に、『愛犬家の動物行動学者が教えてくれた秘密の話』（エクスナレッジ）、『ベンジャミン・フランクリン　富に至る道』（アチーブメント出版）、『呼び出された男　スウェーデン・ミステリ傑作集』（早川書房）共訳、『パズルでめぐる世界の旅』（エクスナレッジ）、『イギリス野の花図鑑』（パイインターナショナル）などがある。

※本書の訳注については、弊社Webサイトにアクセスしていただき、『糖質制限を続ける技術 最新科学が導き出した挫折しないプログラム』の商品ページ下部にある「サポート情報」よりPDFファイルをダウンロードすることができます。
本書サポートページのURL→https://isbn2.sbcr.jp/05117/

本書をお読みになったご意見・ご感想を下記の
URL、QRコードよりお寄せください。
https://isbn2.sbcr.jp/05117/

糖質制限《とうしつせいげん》を続《つづ》ける技術《ぎじゅつ》
最新《さいしん》科学《かがく》が導《みちび》き出《だ》した挫折《ざせつ》しないプログラム

2020年4月1日　初版第1刷発行

著　　者　モリー・カーメル
訳　　者　森 由美
翻訳協力　株式会社アメリア・ネットワーク
発 行 者　小川 淳
発 行 所　SBクリエイティブ株式会社
〒106-0032　東京都港区六本木2-4-5
電話：03-5549-1201（営業部）
装　　丁　菊池 祐
本文デザイン・DTP　荒木香樹
校　　正　宮川 咲
編集担当　杉浦博道
印刷・製本　三松堂株式会社

落丁本、乱丁本は小社営業部にてお取り替えいたします。定価はカバーに記載されております。本書の内容に関するご質問等は、小社学芸書籍編集部まで必ず書面にてご連絡いただきますようお願いいたします。

ISBN978-4-8156-0511-7